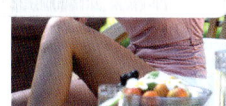

DR. MED. PETER W. GÜNDLING

Gesundheit für Magen und Darm

Sanfte Hilfe aus der Natur

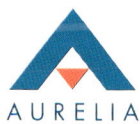

AURELIA

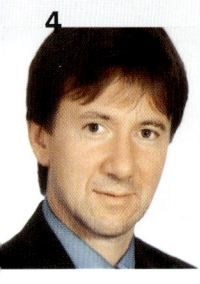

Blähungen, Druckschmerz, Übelkeit und Verstopfung – Magen-Darm-Probleme gehören zu den häufigsten Gründen, warum Patienten ihren Arzt aufsuchen. Und das ist nur die Spitze des Eisbergs. Die meisten Menschen nehmen ihre Beschwerden hin, „weil sie nicht so schlimm sind" oder „weil man sowieso nichts daran ändern kann". Aus dem Klientel unserer beschwerdefreien Patienten, die sich einem Gesundheits-Check-up unterziehen, finden sich bei mindestens 95 Prozent Veränderungen im Magen-Darm-Bereich. Bei genauerem Hinterfragen finden sich häufig Beschwerden wie Blähungen, Schwellungen, Verhärtungen, Druckschmerzen und Stauungen.

Trotzdem gehört der Darm zu den Stiefkindern der Medizin. Wenn nicht gerade ein Geschwür, ein Tumor oder eine Entzündung vorliegen, bleibt die Suche nach der Ursache oft ohne Ergebnis. „Funktionelle" Darmkrankheit lautet dann meist die – wenig aussagekräftige – Diagnose. Die konventionelle Therapie derartiger Störungen ist äußerst mangelhaft. Werden sie jedoch nicht beachtet und nicht behoben, entstehen daraus im Laufe der Zeit häufig tief greifendere Schäden, die schwer zu behandeln sind und wesentlich komplexere Therapiemaßnahmen erfordern. So gehört der Dickdarmkrebs heute schon zu den häufigsten Krebsarten in den westlichen Industrienationen und die Zahl der Erkrankten steigt stetig.

Eine ganzheitliche Medizin – wie die Naturheilkunde im Allgemeinen und die Homöopathie im Besonderen – bietet jedoch nicht nur bei funktionellen und chronischen Krankheiten gute Behandlungsmöglichkeiten. Sie kann auch bei den meisten akuten Krankheitsgeschehen schnell und schonend helfen.

Bad Camberg, März 2003   Dr. med. Peter W. Gündling

1 Gesunder Darm - gesunder Mensch

„Es ist der Bauch, für dessen Befriedigung ein großer Teil der Menschen arbeitet – und der die meisten Leiden für die Menschheit bringt."

Plinius der Ältere, römischer Schriftsteller, 24 – 79 n. Chr.

Die Verdauung beginnt im Mund

Haben Sie schon einmal darüber nachgedacht, was mit einem Nahrungsmittel passiert, das Sie essen? Die Verdauung – das ist den meisten nicht bewusst – beginnt im Mund. Hier startet der knapp sieben Meter lange Weg unseres Verdauungssystems. Von der Sachertorte bis zum Steak wird alles von den Zähnen zerkleinert, damit man es besser schlucken kann. Zerkleinerte Nahrungsmittel haben zudem eine größere Oberfläche, so dass die Verdauungssäfte sie besser angreifen, noch weiter zerlegen und so der Verwertung im Körper zugänglich machen können.

Nichts geht ohne Ptyalin

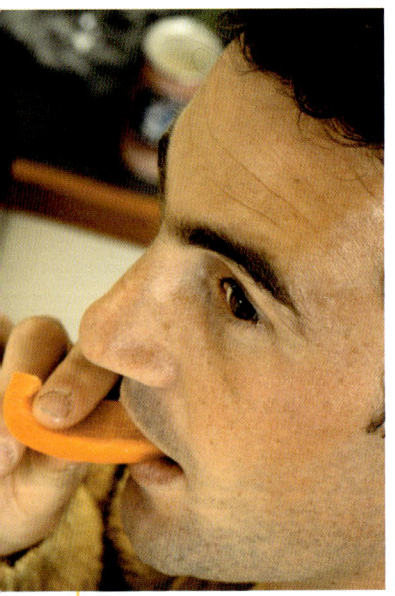

Genüsslich kauen ist nicht nur eine Frage des guten Geschmacks.

Doch Zerkleinern ist nicht alles. Gleichzeitig werden durch den Kauvorgang die Speicheldrüsen aktiviert und geben Speichel mit den darin enthaltenen Verdauungsenzymen in den Mund ab. Das Schlüsselenzym heißt Ptyalin. Es zerteilt langkettige Kohlenhydrate, wie sie in Gemüse oder Getreide enthalten sind, in kleinere Stücke und schafft damit die Voraussetzung für deren weitere Verdauung. Werden die langkettigen Kohlenhydrate nämlich nicht zerkleinert, können die nachfolgenden Verdauungssäfte dieses Versäumnis nicht wieder wettmachen. Das Nahrungsmittel kann im Magen nicht richtig aufgeschlossen und damit der Verwertung im Körper zugänglich gemacht werden. Statt dessen wird es im Darm von Bakterien verstoffwechselt und vergoren. Durch diesen Gärungsprozess kommt es zur Bildung von Luft und Gasen, die Blähungen verursachen. Fuselalkohole entstehen und belasten die Leber. Der Gallefluss verringert sich und die Fettverdauung wird boykottiert. Die Darmschleimhaut wird gereizt.

Der Magen – kompliziert und sehr robust

Doch zurück zum Mund: Aus dem Mund gelangt die Nahrung durch die Speiseröhre in den Magen. Dort wird sie mit dem Magensaft versetzt. Dieser besteht aus Salzsäure, die vor allem für die Eiweißverdauung wichtig ist, und Eiweiß spaltenden Verdauungsenzymen. Dieser Magensaft ist so aggressiv, dass er die Magenwand angreifen würde, wäre diese nicht mit einer Schutzschicht ausgestattet.

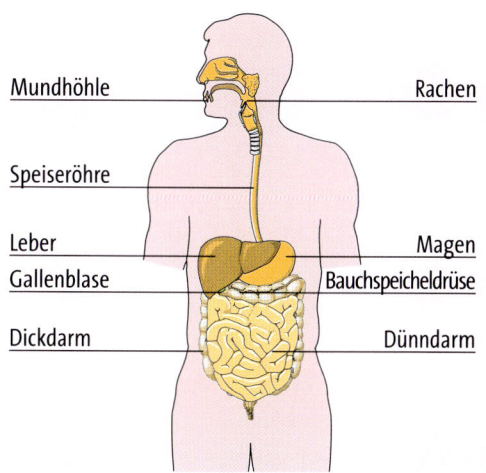

Mundhöhle	Rachen
Speiseröhre	
Leber	Magen
Gallenblase	Bauchspeicheldrüse
Dickdarm	Dünndarm

Die an der Verdauung beteiligten Organe.

Der Darm – Serpentinen in der Bauchhöhle

Erst wenn dieser Verdauungsschritt abgeschlossen ist, wird der Speisebrei durch den Magenpförtner, einem Schließmuskel am Magenausgang, in den Dünndarm gelassen. Der Dünndarm ist ungefähr vier bis fünf Meter lang und wird in Zwölffingerdarm (Duodenum), Leerdarm (Jejunum) und Krummdarm (Ileum) eingeteilt. Hier findet der größte Teil der Verdauung statt. Im Zwölffingerdarm, das ist der oberste Abschnitt des Dünndarms, fließen Bauchspeicheldrüsensekrete und Gallensaft hinzu, die für die weitere Aufschließung der Nahrung und besonders für die Fettverdauung wichtig sind. In

WAS DEM GEHIRN GESCHIEHT, BLEIBT DEM BAUCH NICHT VERBORGEN

Es braucht uns nicht zu wundern, wenn Situationen, die uns längerfristig „auf die Nerven gehen", auch auf „den Magen schlagen". Aus der Neurologie stammt die Erkenntnis, dass das Verdauungs–system von etwa 100 Millionen Nerven-zellen beherrscht wird, die, eingebettet in die Darmwand, quasi ein Abbild des Gehirns bilden. Zelltypen, Wirkstoffe und Rezeptoren sind identisch und eng mit der oberen Schaltzentrale verbunden. Folglich bleibt alles, was oben geschieht – ob Freud oder Leid – unten nicht ver-borgen. Umgekehrt speist auch das „Bauchhirn" das „Kopfhirn" mit einer Flut von Informationen. So ließe sich auch erklären, warum es funktionelle Magen-Darm-Störungen gibt – aufgrund von Kommunikationsproblemen zwi-schen den zwei Gehirnen. Mittlerweile werden mehr als 50 Krankheiten mit entsprechenden Fehlschaltungen in Ver-bindung gebracht.

den folgenden Abschnitten des Dünn-darms werden die zuvor aufgeschlosse-nen Nährstoffe aufgenommen (resor-biert) und gelangen so ins Blut.

Unverdauliche und nicht resorbier-bare Nahrungsbestandteile wie Ballast-stoffe werden in den Dickdarm weiter-geleitet. Dieser ist etwa 1,5 Meter lang und besteht aus Blinddarm, Colon und Mastdarm. Hier werden bisher unver-daute Nahrungsbestandteile teilweise von Darmbakterien aufbereitet. Der Rest wird eingedickt und schließlich ausgeschieden.

Wie entsteht Krankheit?

In den vergangenen 100 Jahren hat sich das Verhältnis von akuten zu chroni-schen Krankheiten von 50 zu 50 auf zehn zu 90 auf die Seite der chronischen Verläufe verschoben. Diese aber können aber mithilfe der konventionellen Medi-zin meist nicht umfassend genug behandelt werden und sind somit eine Domäne der Ganzheitsmedizin.

Der Fehler der klassischen konven-tionellen Medizin liegt in der symptom- und organkonzentrierten Therapie. Krankheit wird nicht als ganzheitliches Geschehen betrachtet, das äußerst komplexe Ursachen hat und meist in direktem

Zusammenhang zum Lebensstil und zu psycho-sozialen Faktoren des Betroffenen steht. Statt dessen gilt das Symptom als eigentliche Störung.

Das Modell nach Virchow

Hintergrund dieser Sichtweise ist die Zellularpathologie, die Krankheitserklärung aus Zellveränderungen, mit der der Arzt und Pathologe Rudolph Ludwig Karl Virchow (1821 bis 1902) 1858 den Grundstein der modernen Medizin legte. Nach diesem bis heute gültigen Modell ist die Zelle die kleinste lebendige Einheit, die isoliert betrachtet wird. Es kann nicht der ganze Körper erkranken, sondern immer nur einzelne Zellen oder Zellgruppen. Anders ausgedrückt: Jede Krankheit ist Folge einer nicht einwandfrei funktionierenden Zelle, was sich auf ein Organ auswirkt – aber auch darauf beschränkt bleibt. Die Behandlung besteht folglich in der Reparatur der Zelle. Und die Wege dorthin lassen sich genau festlegen. So sieht es die konventionelle Medizin.

Die Grundregulation nach Pischinger

Die Ganzheitsmedizin sieht das anders: Sie bezieht sich auf das „System der Grundregulation", das der Wiener Anatom und Pathologe Alfred Pischinger Mitte des vergangenen Jahrhunderts entwickelt hat. Hier liegt auch der wissenschaftliche Anschluss an die antike Säftelehre (Humoralpathologie), mit der sich Pischinger intensiv beschäftigt hat.

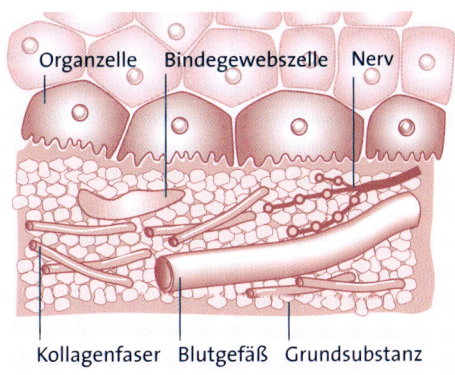

Organzelle Bindegewebszelle Nerv

Kollagenfaser Blutgefäß Grundsubstanz

Das Bindegewebe.

DAS VEGETATIVE NERVENSYSTEM

Das vegetative Nervensystem stellt die Verbindung zu den inneren Organen und Drüsen her. Es regelt Prozesse, die ohne unser Bewusstsein, also unwillkürlich ablaufen. Beispiele sind Atmung, Verdauung, Blutdruck, Schwitzen, Weinen. Es wird untergliedert in das sympathische (Sympathikus) und parasympathische (Parasympathikus) System, die entgegengesetzt agieren. Der Sympathikus stimuliert alle Funktionen, die bei einer plötzlichen Gefahrensituation nötig sind, um rasch zu reagieren, fliehen oder kämpfen zu können. Er erhöht den Blutdruck, beschleunigt den Puls, spannt die Muskulatur an – aber stoppt die Verdauungstätigkeit. Der Parasympathikus macht das genaue Gegenteil. Er wird mit Ruhe- und Wiederherstellungsaktivitäten in Verbindung gebracht.

Durch Pischingers Forschungen wurde das bislang vernachlässigte Bindegewebe (Mesenchym) in seiner Bedeutung erklärbar.

Das Bindegewebe (siehe Zeichnung auf Seite 9) ist ein Verbund aus kleinsten Blutgefäßen (Kapillaren), Bindegewebszellen und Nervenenden. Deren gemeinsamer Wirkkreis ist der Raum außerhalb der Zellen (extrazellulärer Raum). Über den extrazellulären Raum und dessen Flüssigkeit – die Menge beträgt etwa ein Drittel der Gesamtkörperflüssigkeit – läuft der gesamte Transport von Substraten ab, das heißt, sowohl die Aufnahme lebensnotwendiger Substanzen wie Sauerstoff und Nährstoffe als auch die Abgabe von Stoffwechselprodukten wie Kohlendioxid, Milch- oder Harnsäure. Gesteuert wird das Ganze über das vegetative Nervensystem.

Wie eine Insel in einem Meer schwimmt jede einzelne Zelle in diesem Extrazellularraum und wird von der Grundsubstanz umhüllt. Da das Bindegewebe wiederum als Transitstrecke alle Organe und Organsysteme miteinander vernetzt, können Funktionsstörungen in nur einer Zelle oder in nur einem Zellverbund zwangsläufig nicht darauf begrenzt bleiben. Folglich ist Krankheit nie ein lokales Geschehen, sondern ein dynamischer Prozess, der den gesamten Organismus stört. Über die Blutgefäße ist zudem das Hormonsystem und über die Nervenenden das vegetative

Nervensystem angeschlossen, so dass keine einzige Körperzelle verschont bleibt.

Das Modell der Homotoxikologie

Mit jedem Atemzug und jedem Bissen gelangen Substanzen in unseren Körper, die mit den Organen und Strukturen des Körpers in Reaktion treten, Veränderungen bewirken und dabei selbst verändert werden. Im Normalfall werden sie anschließend wieder über die Atemluft, den Schweiß, Urin oder Stuhlgang ausgeschieden.

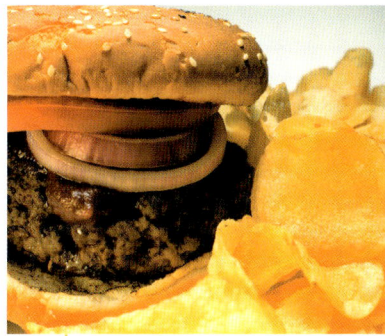

Stoffe wie Kohlehydrate, Fette, Eiweiß oder Vitamine und Mineralstoffe dienen dem Körper zur Aufrechterhaltung der Körperfunktionen, zur Energiegewinnung und als Baumaterial. Ihre Abfallprodukte werden folgenlos ausgeschieden. Die Nahrung enthält aber auch schädigende (toxische) Substanzen wie Pestizide, Farb- und Konservierungsstoffe. Schließlich können über die Nahrung oder über die Atemluft Viren und Bakterien in den Körper gelan-

Fastfood: Viele schädliche Stoffe, mit denen der Körper fertig werden muss.

gen. Diese für den Menschen giftigen und unverträglichen Einflüsse nannte der Arzt Dr. Hans-Heinrich Reckeweg (1905 bis 1985), der Begründer der Homotoxikologie, „Homotoxine" (lat.: homo = Mensch, toxon = Gift).

Homotoxine lösen Abwehrreaktionen aus, die uns als Krankheit bewusst werden. Isst jemand zum Beispiel ein verdorbenes Lebensmittel, lösen die darin enthaltenen schädlichen Stoffe sofort Abwehrreaktionen wie Durchfall oder Brechreiz aus. Gleichzeitig werden diese Stoffe aber auch ins Blut aufgenommen, wo sie weitere Reaktionen auslösen kön-

HOMOTOXINE

In der Homotoxikologie wird alles, was schädigend auf den Menschen einwirken und ihn dauerhaft belasten kann, als Homotoxin bezeichnet. Homotoxine können von außen auf den Menschen einwirken, z.B. in Form von chemischen Verbindungen, Strahlen und Mikroorganismen. Oder sie entstehen im Inneren durch psychische Belastungen oder Störungen des Stoffwechsels. Allein bei den chemischen Verbindungen wurden in den letzten 100 Jahren 150 Millionen neue gefunden, von denen viele als Homotoxine wirken.

nen und schließlich in der Leber entgiftet oder über die Niere ausgeschieden werden müssen.

Schädliche Substanzen gelangen aber nicht nur von außen in den Körper, sie entstehen auch im Körper selbst, beispielsweise bei individuellen Nahrungsmittelunverträglichkeiten oder Stoffwechselstörungen. Körperliche oder nervliche Überlastungen können ebenfalls Homotoxine entstehen lassen, gegen die der Körper sich zu wehren versucht. Auch die damit verbundenen Abwehrbemühungen werden uns als Krankheit deutlich.

Das, was wir also als Krankheit bezeichnen, ist ein biologisch sinnvoller Prozess mit dem Ziel, Gifte auszuscheiden und verursachte Schäden zu beseitigen, zu mindern oder wenigstens zu begrenzen. Dabei ist Krankheit nie ein stabiler Zustand der nur ein einzelnes Organ betrifft, sondern stets ein dynamisches Geschehen, in das der ganze Körper einbezogen ist.

Schadstoffe abwehren – Schäden reparieren

Die Art der körperlichen Reaktion auf einen bestimmten Schadstoff ist dabei abhängig von drei Faktoren:
▶ der Abwehrstärke beziehungsweise der Regulationsfähigkeit des Organismus,
▶ der Art des Schadstoffs, seiner Giftigkeit, der Dosis und der Einwirkdauer,
▶ der Art der Therapie.

Je nachdem, wie giftig der Schadstoff und wie stark die eigene Abwehrkraft ist, versucht der Organismus die störenden Gifte nach den Prinzipien Ausscheidung, Ablagerung oder Degeneration und Entartung unschädlich zu machen und das Gesamtsystem zu entlasten.

AUSSCHEIDUNG: Zunächst versucht der Organismus, das schädigende Homotoxin mittels gesteigerter Ausscheidungsvorgänge wie Stuhl, Urin oder Schweiß zu eliminieren (z.B. Durchfall). Gelingt ihm das nicht, aktiviert er zusätzliche Abwehrfunktionen, um die Ausscheidungsbestrebungen zu verstärken. In dieser Phase kommt es zu Krankheiten wie beispielsweise einer akuten Magen-Darm-Entzündung. Werden Durchfall oder Entzündung durch entsprechende Medikamente gehemmt, wird dem Körper ein wichtiges Instrument zur Heilung genommen. Daher sollten Antibiotika oder Medikamente, die den Durchfall hemmen, nur in wirklich ernsten Fällen eingenommen werden.

ABLAGERUNG: Gelingt die Gifteliminierung auf dem Wege der Ausscheidung nicht, weil die Abwehrfähigkeit des Organismus zu schwach oder der Schadstoff zu stark ist, versucht der Körper, die Gifte durch Abgrenzung vom gesunden Gewebe, zum Beispiel in Kotsteinen, Polypen (Schleimhautwucherungen), Lipomen (Fettgewebsgeschwülste), Gallen- oder Nierensteinen, unschädlich zu machen. Bis zu diesem Punkt sind noch keine Schäden der Stoffwechselmechanismen (z.B. Enzymschäden) entstanden. Es besteht eine natürliche Heilungstendenz. Die Selbstheilungskräfte funktionieren noch gut.

Komplizierter wird es, wenn die Giftbelastung anhält. Können die Gifte nicht beseitigt werden, versucht der Organismus, die Giftwirkung dadurch abzuschwächen, indem er sie im Bindegewebe ablagert. Dadurch kommt es – je nach dem Ausmaß der Ablagerungen – zu Funktionsstörungen einzelner Organe.

Stören Sie die Abwehrreaktionen des Körpers möglichst nicht

Schließlich kann der gesamte Organismus in seiner Regulationsfähigkeit gestört sein. Müdigkeit, nachlassende Leistungsfähigkeit und chronische Erkrankungen wie Morbus Crohn sind die Folge.

Nachlassende Leistungsfähigkeit als Folge gestörter Heilungsvorgänge

DEGENERATION UND ENTARTUNG: Eine fortgesetzte Gifteinwirkung kann schließlich zur Strukturveränderung von Geweben und Organen führen. Das zeigt sich im Darm beispielsweise in Form von Schleimhautausbuchtungen (Divertikeln). Bei fortgesetzter Zerstörung von Zellstrukturen kann es schließlich zu unkontrolliertem Zellwachstum, also zum Darmkrebs, kommen.

Entsprechend dieses Modells von Reckeweg ist Krankheit eine Reaktion des Körpers auf eine Belastung mit Homotoxinen. Für die Heilung beziehungsweise den Erhalt der Gesundheit ist es daher wichtig, die Zufuhr von Schadstoffen zu begrenzen und die körpereigenen Regulationsmechanismen therapeutisch zu unterstützen. Dazu entwickelte Reckeweg die Arzneimittel, die im Kapitel „Moderne Homöopathie" (Seite 33) beschrieben werden.

Essen Sie sich gesund!

„Die meisten Menschen essen zu viel. Von einem Viertel dessen, was sie verzehren, leben sie, von den restlichen drei Vierteln leben die Ärzte."
(Aus: Papyrus Ebers, einem der drei wichtigsten Bücher zur Heilkunst im alten Ägypten, um 1550 v. Chr.)

Für unsere körperliche und geistige Leistungsfähigkeit, für unser Wohlbefinden, für die Vorbeugung (Prävention) und Behandlung nahezu jeder Krankheit geht nichts ohne eine gesunde Ernährung. Ideal ist eine leicht bekömmliche, vollwertige, fettreduzierte, kohlenhydrat- und ballaststoffreiche Nahrung. Etwa 30 bis 50 Prozent sollten aus Rohkost bestehen. Der Großteil der Fette wird durch ein- und mehrfach ungesättigte Fettsäuren aus Oliven und Seefisch gedeckt.

Patentrezepte für eine gesunde Ernährung, die für jeden Menschen gleichermaßen gelten, gibt es nicht. Alte Menschen haben infolge ihrer

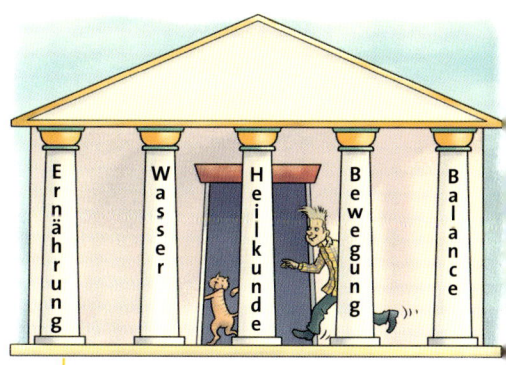

Die fünf Säulen der Gesundheit.

abnehmenden Verdauungskraft und ihres geringeren Kalorienbedarfs andere Bedürfnisse als junge, Kranke andere als Gesunde, Menschen mit viel körperlicher Betätigung andere als Menschen, die sich wenig bewegen, und konstitutionell schwächere Menschen haben wieder andere als konstitutionell Stärkere. Hinzu kommen individuelle Bedürfnisse oder Unverträglichkeiten.

„Wir leben nicht von dem, was wir essen, sondern von dem, was wir verdauen."

Mit diesem Satz wies der Arzt und Wissenschaftler Christoph Hufeland (1762 bis 1836) auf die zweite Seite der Ernährung hin: Nicht nur was wir essen ist wichtig, auch wie wir essen und wie die Nahrung verdaut wird, ist von entscheidender Bedeutung.

Viel ist bekannt über die Zusammensetzung der Nahrungsmittel. Auch der Nähr- und Vitalstoffbedarf der Menschen ist genauestens untersucht. Wenig Beachtung finden indessen die

DR. F.X. MAYR: DIE KARDINALFEHLER DER ERNÄHRUNG

▶ zu hastig
▶ zu oft
▶ zu viel (v.a. am Abend)
▶ zu spät
▶ zu süß
▶ zu salzig
▶ zu fett
▶ zu wenig Ballaststoffe, Vitamine, Spurenelemente

Verwertung, die Verdauung und was sie beeinflusst. Und das ist grundlegend falsch, denn eine gesunde Ernährung ist das Produkt aus gesunder Nahrung und gesunder Verdauung.

Abhängig von der Verdauungskraft und eventuellen Vorerkrankungen eines Menschen kann zum Beispiel gedünstetes Gemüse sehr viel wertvoller sein als ein Salat oder ein feingemahlenes Mischbrot sinnvoller als ein grobes Vollkornbrot. Wenn der Verdauungstrakt nicht in der Lage ist, diese schwer verdauliche Nahrung richtig aufzuschließen und zu verwerten, sind Gärung und Fäulnis die Folge. Es entstehen Stoffwechselgifte, die zum einen die Leber erheblich belasten und sogar krank machen können und zum anderen die Darmschleimhäute anfangs reizen, später sogar lähmen können. Infolge dieser Prozesse gibt es Patienten, die aussehen und Leberwerte haben wie ein Alkoholiker, ohne je einen Tropfen Alkohol zu trinken: Sie besitzen ihre eigene Destillation im Darm. Diese Aussagen sollen jedoch nicht den raffinierten Kohlenhydraten wie Zucker und Weißmehl das Wort reden. Diese Nahrungsmittel sind nicht nur wertlos in Bezug auf Vitamine und Mineralstoffe, sie belasten sogar den Stoffwechsel und übersäuern den Organismus. Damit tragen sie wesentlich zur Entstehung chronischer Krankheiten bei.

Denken Sie daran: Die Verdauung beginnt im Mund. Nur was richtig gekaut wird, kann auch richtig verdaut werden. Und richtig verdaut wird nur dann, wenn der Magen-Darm-Trakt nicht überlastet ist. Schlingen Sie also Ihr Essen hinein, wird es nicht nur aufgrund des mangelhaften Kauens schlecht verdaut. Schnelles Essen verführt auch dazu, zu viel zu essen, da das Sättigungsgefühl frühestens nach etwa zehn Minuten eintritt. Damit wird der Verdauungsapparat überfordert. Werden dann noch zusätzlich mehrere kleine Zwischenmahlzeiten verzehrt, gelangt mit den im Magen befindlichen angedauten Speisen auch unverdaute Nahrung in tiefere Darmabschnitte. Diese können jedoch Unverdautes nicht weiterverarbeiten und der Verdauungsstörung wird Tür und Tor geöffnet. Es kommt erneut zu Fäulnis und Gärung.

Das heißt, wenn wir den Anspruch einer gesunden Ernährung erfüllen wollen, müssen wir als oberstes Maß die individuelle Bekömmlichkeit und Verträglichkeit der Nahrung heranziehen.

Kommt es nach dem Essen zu Müdigkeit, Aufstoßen, Blähungen, Völlegefühl oder gar Bauchschmerzen, war irgend etwas am Essen falsch (siehe Infokasten links).

Die Kombination macht´s

Entscheidend ist auch die Kombination der Nahrungsmittel. So sollten in der Regel eiweißreiche Nahrungsmittel (wie Fleisch, Milchprodukte, Nüsse) nicht mit kohlehydratreichen Nahrungsmitteln (wie Brot, Kartoffeln, Nudeln) zusammen gegessen werden. Während Kohlehydrate vornehmlich ein basisches Milieu für ihre Verdauung erfordern, in dem Verdauungsenzyme wie Ptyalin wirken können, benötigt Eiweiß Säuren und Pepsin. Säuren und Basen neutralisieren sich jedoch gegenseitig, was zu

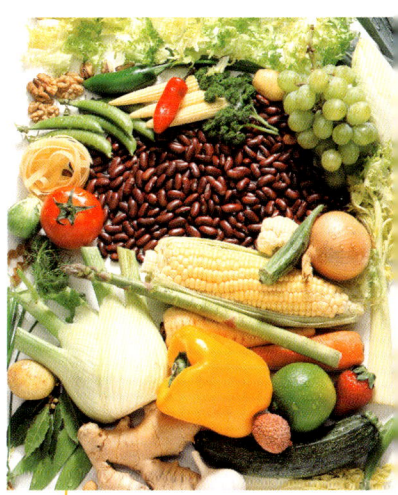

Prioritäten auf der Einkaufsliste: Obst, Gemüse und Getreide

Verdauungsstörungen, Magen-Darm-Beschwerden und letztlich zu Energieverlust und Krankheit führt. Leckere Rezepte, die nach diesem Grundsatz gestaltet sind, finden Sie zum Beispiel in Trennkost-Kochbüchern.

Genießen Sie Obst am besten pur und auf nüchternen Magen

Obst gelangt üblicherweise innerhalb kurzer Zeit vom Magen in den Dünndarm, wo es hauptsächlich verdaut wird. Ist der Magen jedoch mit Nahrungsmitteln gefüllt, die dort verdaut werden, wird das Obst im Magen festgehalten und beginnt zu gären. Aufstoßen, Völlegefühl, Blähungen, aber auch Schleimhautreizungen sind die Folge. Aus einem ursprünglich sehr gesunden Nahrungsmittel wird so durch falsches Essverhalten eine säure- und schadstoffbildende Nahrung. Besonders wichtig ist es daher, Obst allein und auf leeren Magen zu essen, es gründlich zu kauen und nicht zu viel auf einmal zu essen.

Die Bedeutung des Trinkens ist heute allgemein bekannt. Dennoch wird nach wie vor besonders von älteren Menschen und Frauen zu wenig getrunken. Zwei Liter Flüssigkeit pro Tag sollten es im Normalfall schon sein. Allerdings nicht zum Essen! Viel Flüssigkeit zum Essen verdünnt die Verdauungssäfte und der Verdauungsprozess wird zusätzlich gestört.

Selbst Obst- und Gemüsesäfte – am besten mit Wasser verdünnt – sollten gekaut werden. Frisch gepresst ist besser als fertig gekauft. Kaffee, schwarzer Tee und Alkohol in Maßen; sie entwässern den Körper.

Elf Grundregeln gesunder Ernährung

GENIEßEN BRAUCHT ZEIT: Essen Sie in Ruhe und kauen Sie gut. Nur was richtig gekaut wird, kann richtig verdaut werden.

KLEINE MAHLZEITEN: Üben Sie Zurückhaltung beim Essen und bleiben Sie bei drei kleinen Mahlzeiten. Hören Sie auf zu essen, noch bevor Sie richtig satt sind („Pflege des halbvollen Bauches").

NICHT ZU OFT UND NICHT ZU SPÄT: Drei Mahlzeiten sind ausreichend, Zwischenmahlzeiten sind „Sand im Getriebe". Spätes Essen wird nicht mehr verdaut und belastet. Essen Sie möglichst vor 18 Uhr zu abend.

VIELSEITIG ABER NICHT ZU VIEL: Essen Sie abwechslungsreich, aber jeweils nur kleine Portionen und nicht zu viel Verschiedenes auf einmal.

ESSEN SIE FRISCH UND VOLLWERTIG: Obst, Gemüse, Kartoffeln und Vollkornprodukte gehören in den Mittelpunkt Ihrer Ernährung. Essen Sie Obst und Gemüse saisonbezogen, bevorzugen Sie wasserreiches Gemüse und sonnengereiftes, heimisches Obst. Essen Sie täglich Vollkornbrot (aus fein gemahlenem Getreide) und häufig Gerichte aus Getreideprodukten.

WENIGER TIERISCHES EIWEISS: Höchstens zwei- bis dreimal pro Woche Fleisch, zweimal pro Woche Fisch, möglichst Seefisch. Pflanzliches Eiweiß (Getreide, Hülsenfrüchte) ist eine wichtige Ergänzung.

WÜRZIG, ABER NICHT SALZIG: Kräuter und Gewürze unterstreichen den Eigengeschmack der Speisen. Kochsalz in Maßen.

WENIG SÜSSES: Benutzen Sie Zucker so sparsam wie ein Gewürz.

VIEL TRINKEN: Trinken Sie mindestens zwei Liter Flüssigkeit pro Tag, am besten Wasser und dünngebrühte, ungesüßte Kräutertees. Nicht zum Essen trinken! Cola, Limonade und Kaffee, schwarzer Tee und Alkohol sind als Durstlöscher ungeeignet.

Viel trinken! Mindestens zwei Liter täglich.

WENIGER FETT UND FETTREICHE LEBENSMITTEL: Zu viel Fett macht fett! Verwenden Sie täglich höchstens 40 Gramm Streich- oder Kochfett, zum Beispiel zwei Esslöffel Butter oder Margarine und zwei Esslöffel hochwertiges Pflanzenöl, zum Beispiel Olivenöl. Vorsicht vor versteckten Fetten, zum Bespiel in Wurst und Käse.

SCHMACKHAFT UND SCHONEND ZUBEREITEN: Garen Sie kurz, mit wenig Wasser und wenig Fett. Dünsten oder Dampfdruck ist ideal.

Ohne Bewegung stagniert das Leben

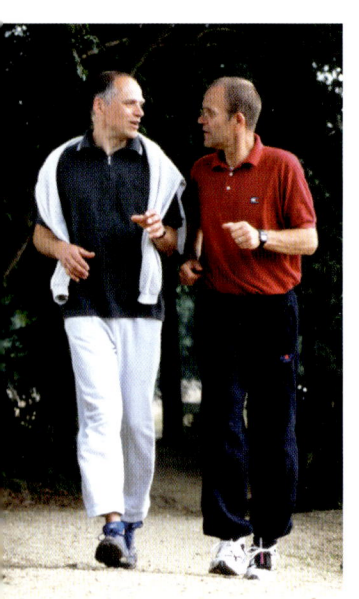

Gut nicht nur für Magen und Darm: Ausdauersport.

Der Verlust an körperlicher wie geistiger Ausdauer und Beweglichkeit bleibt mit fortschreitendem Alter zwar niemandem erspart, dennoch bestätigt sich immer wieder: Menschen, die in jedem Alter aktiv sind, verringern damit nicht nur Krankheitsrisiken, sie zögern auch den Verlust an Vitalität hinaus. Außerdem gibt es nichts, was sich mit Bewegung nicht dramatisch verbessern ließe. Diese Aussage schließt viele psychische und vegetative Störungen ein, da Bewegung ganzheitlich auf Körper, Geist und Seele wirkt. Sprichwörtlich ist der Verdauungsspaziergang.

Körperliche Betätigung regt die Eigenbewegung des Darms (Peristaltik) an. Durch tiefe Bauchatmung wird zudem das Zwerchfell nach unten gedrückt, was wie eine Massage auf den Darm wirkt.

Bewegung heißt aber nicht Leistungssport. So viele Fußwege wie möglich – Treppen statt Fahrstuhl, zum Postkasten und Zeitungshändler nicht mit dem Auto – sind schon nicht schlecht. Auf diese Weise lassen sich jedoch weder Ausdauer und Kraft trainieren, noch Koordination und Beweglichkeit „konservieren". Wünschenswert sind daher täglich zehn bis 15 Minuten Gymnastik und mindestens dreimal pro Woche 30 Minuten mäßiger Ausdauersport, der sich auf eine Stunde oder länger ausdehnen lässt. Ideal für alle Altersgruppen sind so genannte aerobe Sportarten wie Walking, Nordic Walking, Radfahren, Wandern, Tanzen, Skilanglauf, Schwimmen und Golfen.

Da auch der Gesundheits- und Trainingszustand darüber bestimmen, welche Sportart die individuell beste ist, sollte beides bei chronisch Kranken oder Untrainierten internistisch und sportmedizinisch abgeklärt werden. Im Anschluss daran ist das Konzept für dauernde Fitness und mehr Lebensqualität denkbar einfach: Der beste Sport ist der, der Spaß macht, denn nur dann wird er auch regelmäßig betrieben. Und: Belastung nützt, Überlastung schadet – das gilt generell für Belastung unmittelbar nach dem Essen. Der Schlachtruf „Je länger, desto besser, je anstrengender, desto erfolgreicher" gilt, wenn überhaupt, allenfalls für Vollprofis. Allen anderen verlangt kontinuierliche Bewegungstherapie Vernunft und Körperbewusstsein ab.

TRAINING IM AEROBEN BEREICH

Beim Sport sollten Sie im aeroben Bereich bleiben. Das ist die Intensität, bei der die Muskulatur unter Einschluss von Sauerstoff ihre Energie gewinnt. Steigern Sie Ihre sportlichen Aktivitäten über diesen Bereich hinaus, gelangen Sie in den anaeroben Bereich. Dann werden – ohne Einschluss von Sauerstoff –Säuren gebildet. Die Folgen sind bis zu zwei Drittel weniger Energie und Übersäuerung. Die Intensität ermitteln Sie am besten durch Pulskontrolle. Als Faustregel gilt: 220 minus Lebensalter ergibt den Maximalpuls. 65 Prozent vom Maximalpuls ergeben den optimalen Trainingspuls, bei 85 Prozent liegt die Höchstgrenze, danach beginnt die Überlastung. Beispiel: Der Maximalpuls eines 40-Jährigen liegt bei 180 Schlägen pro Minute (220 – 40), der optimale Trainingspuls bei 117/Min. (180 x 0,65), die obere Grenze bei 153/Min. (180 x 0,85).

Die Heilkraft des Wassers

Die Wirkung des Wassers ist seit Jahrtausenden bekannt. Spätestens seit es Pfarrer Sebastian Kneipp (1821 bis 1897) Mitte des 19. Jahrhunderts gelungen war, im bayerischen Bad Wörishofen mit Waschzuber und Gießkanne selbst schwerste Gebrechen zu mildern, weiß wohl jeder um die heilende Kraft.

Was unsere Ahnen nur aus Erfahrung kannten, ist heute exakt erforscht: Hydrotherapie lautet der wissenschaftliche Begriff für Wasserheilkunde. Ihre Effekte verdanken wir allerdings nicht allein dem Wasser, sondern auch den Temperaturunterschieden zwischen Wasser und Hautoberfläche. Wasser ist das „Medium", es vermittelt Wärme und Kälte 200-mal intensiver als Luft. Kreislauf, Stoffwechsel und Nervensystem werden angeregt. Fast jede Störung oder Erkrankung kann positiv beeinflusst werden.

Jeder kennt die wohltuende Wirkung eines warmen Entspannungsbades mit Melissen- oder Lavendelextrakt. Aber nicht nur warmes, auch kaltes Wasser entspannt. „Das kalte Halbbad ist das Valium der Naturheilkunde" lautet ein Merksatz in der Wasserheilkunde und unterstreicht damit die stressabbauende Wirkung einer solchen Maßnahme.

Bei der Therapie von Magen-Darm-Krankheiten spielen vor allem Bäder, warme Packungen und Wickel eine wichtige Rolle. An dieser Stelle gebe ich Ihnen Grundregeln für die Durchführung. Beachten Sie immer die generelle Devise für den Reiz: So mild wie möglich, so stark wie nötig.

BÄDER: Werden als Voll- oder Teilbäder (Arm-, Fuß-, Sitzbäder) genommen. Die Idealtemperatur für ein warmes Bad

KEINE KALTEN FÜßE

Vor jeder Kaltwasseranwendung muss der Körper warm sein. Das gilt besonders für die Füße. Andernfalls kann der Körper nicht reagieren und die Anwendung schadet anstatt zu nützen.

beträgt 36 bis 39, für ein heißes Bad 40 bis 42 Grad Celsius. Ein Zusatz von Rosmarin oder Fichtennadeln verbessert die Durchblutung, Melisse und Lavendel wirken entspannend.

Für ansteigende Bäder läuft ständig warmes Wasser nach, so dass sich die Temperatur ganz allmählich erhöht. Die Dauer beträgt 10 bis 20 Minuten.

Für ein kaltes Teilbad füllen Sie die Badewanne etwa 15 Zentimeter hoch mit kalten Wasser (so wie es aus der Leitung kommt) und setzen sich für fünf bis 30 Sekunden hinein. Anschließend streifen Sie das Wasser mit den Händen ab und ruhen warm eingehüllt etwa 30 Minuten nach. Wichtig: Vor dem kalten Bad für warme Füße sorgen.

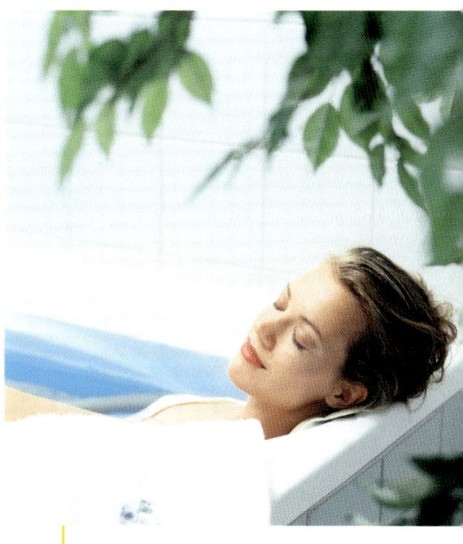

Das Vollbad - Entspannung pur.

WICKEL: Werden als Ganzkörper- oder Teilwickel (z.B. Waden-, Lenden-, Leib-, Brustwickel) angelegt und bestehen aus mehreren Lagen Tüchern. Eine hilfreiche Maßnahme bei Entzündungen im Magen-Darm-Trakt ist der kalte Leibwickel. Hierzu benötigt man drei etwa gleich große Wickeltücher. Das innere Tuch, das aus Leinen bestehen sollte, wird in kaltes Wasser getaucht, gut ausgewrungen und fest um den Leib des Kranken gewickelt. Darauf kommen ein oder zwei trockene Baumwolltücher, die das Leinentuch überlappen sollen und die nacheinander ebenfalls straff um den Leib gewickelt werden. Als drittes folgt ein Wolltuch, das etwas schmaler als das Baumwolltuch, aber breiter als das Leinentuch ist. Zum Schluss wird der Patient noch in eine Decke gehüllt, damit er sich schnell erwärmt und richtig warm bleibt. Der Wickel sollte etwa eine Stunde liegen bleiben. Anschließend wird der Patient ausgepackt und gegebenenfalls zum Nachschwitzen nochmals in das noch trockene zweite Baumwolltuch und das Wolltuch gewickelt. Zudecken und nochmals 30 Minuten ruhen lassen. Um die Reizwirkung des Wickels zu intensivieren und die Erwärmungszeit des Patienten zu verkürzen, kann man dem Wasser, in das das innere Leinentuch getaucht wird, einen Schuss Essig zusetzen.

Wer eher etwas kälteempfindlich ist, sollte es lieber mit einem warmen Kräuterbad oder einer feucht-warmen Packung versuchen.

Wickel und Packungen wirken entgiftend und entspannend

PACKUNGEN: Kalte oder warme Auflagen, oft mit Zusätzen wie Lehm, Heilerde oder Heublumen, nennt man Packungen. Warme Packungen werden so warm wie möglich aufgebracht. Wenn Sie keine Zusätze verwenden wollen, sind ein Geschirrhandtuch und eine Wärmflasche alles, was Sie dazu brauchen: Das Geschirrtuch mit warmem Wasser anfeuchten, auf den Bauch legen, darauf eine Wärmflasche mit heißem (nicht kochendem!) Wasser legen. Etwa 30 Minuten liegen lassen. Das vertreibt Koliken und Bauchschmerzen, sofern diese nicht entzündlicher Natur sind.

Für eine kalte Packung gibt es industriell hergestellte Kryopackungen, die in Apotheken erhältlich und jederzeit wieder verwendbar sind.

Wege zum Gleichgewicht

Es ist seltsam. Selbst, wenn wir ganz deutlich spüren, dass etwas Wesentliches nicht mehr stimmt, können wir uns nicht immer zu aktivem Handeln durchringen. Wahrscheinlich, weil es dann darum gehen würde, sich von bislang vertrauten

Sichtweisen oder Gewohnheiten zu lösen und innere Trägheiten zu überwinden. Oder Entscheidungen zu treffen, vor denen wir Angst haben und die unserem Inneren zuwiderlaufen. Inwieweit die Auseinandersetzung mit sich selbst, der Umwelt und den gestellten Anforderungen zu niederschmetternden Erkenntnissen führen oder selbst schmerzhafte Einsichten als bereichernd akzeptiert werden, ist letztlich eine Frage unserer Bereitschaft zu lernen und umzudenken.

Der aus der Kneippschen Gesundheitslehre stammende Begriff „Ordnungstherapie" beschreibt das, was das griechische *diaita* bedeutet: Ordnung halten in allen Bereichen, Ausgleich schaffen zwischen Leib und Seele, Leben auf dem gesunden Mittelweg. Heute verstehen wir darunter die Neuordnung der eigenen Lebensumstände. Es geht um Impulse, die nach und nach ein ausbalanciertes Gesamtbild entstehen lassen.

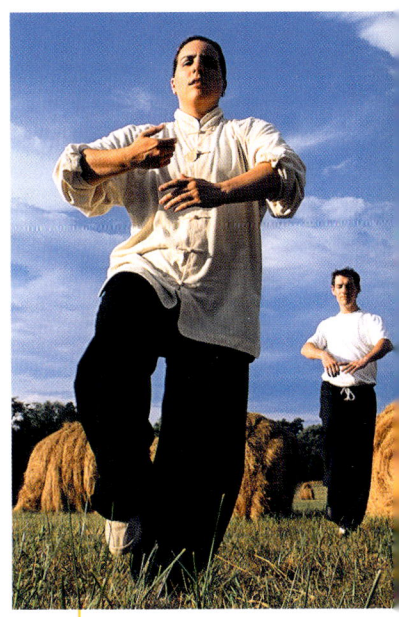

Tai Chi: Gut für Körper und Seele.

(Nicht nur) Für Magen-Darm-Patienten sind Maßnahmen zur richtigen Stressverarbeitung lebenswichtig. Eine geregelte Verdauung ist ohne ein ausgeglichenes vegetatives Nervensystem (siehe Seite 10) praktisch unmöglich. Klassische Entspannungsverfahren wirken auf dieses System vor allem über die Arbeit mit dem Körper. Einige wichtige Methoden möchte ich Ihnen vorstellen.

AUTOGENES TRAINING: Bei diesem – auch konzentrative Selbstentspannung – genannten Klassiker wird durch bewusste Konzentration versucht, das Nervensystem zu beeinflussen: Sie schließen die Augen und konzentrieren sich auf bestimmte innere Vorgänge, zum Beispiel Wärme und Schwere der Arme und Beine und eine ruhige Atmung. Dadurch entspannt sich die Muskulatur, verbessert sich die Durchblutung und beruhigt sich das Herz. Autogenes Training führt zu mehr Gelassenheit und Ausgeglichenheit, Beschwerden können gelindert, Atmung und Hautdurchblutung gesteuert werden.

PROGRESSIVE MUSKELRELAXATION NACH JACOBSON: Die Muskulatur wird wiederholt angespannt und gelockert. Auf diese Weise lassen sich Ruhephasen bewusst und intensiv wahrnehmen. Sie lernen, willentlich einen Zustand tiefer muskulärer Entspannung herbeizuführen. Es ist wichtig, dass die Methode durch häufiges Üben in „Fleisch und Blut" übergeht, so dass sie jederzeit angewendet werden kann.

BIOFEEDBACK-THERAPIE: Zwei Worte, ein Begriff: Bio – das Leben, Feedback – die Rückmeldung. Biofeedback beschreibt die Rückmeldung eines oder mehrerer biologischer Signale aus den Regelkreisen des Körpers, zum Beispiel aus dem Gleichgewichtsorgan im Ohr, aus dem Gehirn oder den Augen. Zu dem Zweck muss jedes System mit dem anderen gekoppelt sein und reagieren. Entgleist einer dieser Regelkreise, können Sie lernen, solche Fehlfunktionen bewusst zu kontrollieren und zu steuern. Und zwar mit der Biofeedback-Therapie, einer Computer gestützten Verhaltenstherapie, die über Tonsignale und Lichtzeichen wiedergibt, was im Körperinneren passiert. Diese direkte Rückmeldung nutzt der Patient unter Anleitung des Behandlers dazu, Gegenmaßnahmen zu dem zu entwickeln, was ihn krank macht.

MEDITATION: Hier handelt es sich um eine Begegnung mit sich selbst auf spiritueller Ebene. Sie können Ihr Innerstes aufschließen, von Empfindungen zu Gedanken hin und her schwanken und dabei erfahren, wie sich Gelassenheit entwickeln kann. Über Meditation existiert eine reichhaltige Literatur.

Auch Entspannungsverfahren wirken nur bei regelmäßigem Training

RUHIG UND RICHTIG ATMEN: Zu den willentlich gut zu beeinflussenden automatisierten Körpervorgängen gehört die Atmung. Nutzen Sie die Möglichkeit, um sich selbst zu beruhigen. Wer ruhig und gleichmäßig durch die Nase in den Bauch ein- und durch den Mund vollständig ausatmet, verlangsamt seinen Herzschlag und kann nicht gleichzeitig aufgeregt sein. Beginnen Sie sofort mit dem bewussten Atmen, wenn Sie die ersten Anzeichen von Stress verspüren. Atmen Sie nicht mehr als vier- bis acht Mal pro Minute. Die Ausatmung wirkt besonders beruhigend, wenn Sie die Luft langsam durch die leicht geschlossenen Lippen entweichen lassen.

YOGA: Bedeutet körperliche und geistige An- und Entspannung. Die Lehre indischer Religionen verfolgt das Ziel, durch Konzentration zu höheren Bewusstseinsstufen vorzudringen. Dies geschieht durch verschiedene Vorschriften: Mäßigung, Pflege, bestimmte Körperhaltungen, Regelung der Atmung, Loslösung der Sinne von allem Weltlichen, Konzentration, Meditation und Versenkung. Alle modernen gymnastischen Übungen und Entspannungsrituale, besonders das Autogene Training, haben ihre Wurzel in der 6000 Jahre alten Philosophie.

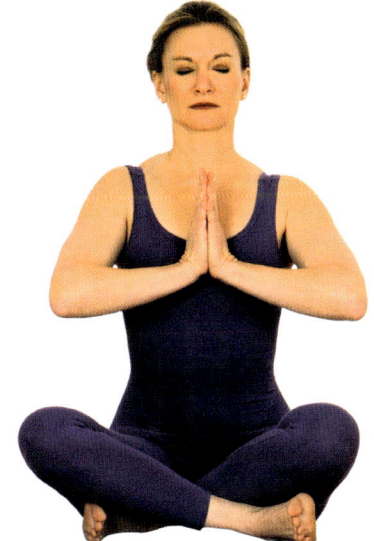

Entspannung mit jahrtausendealter Tradition: Yoga.

Begleitend dazu können einige Maßnahmen die Entspannung und Konzentration auf eine Mahlzeit erhöhen und damit auch die Voraussetzung für eine gute Verdauung schaffen: eine feuchtwarme Packung auf dem Bauch vor dem Essen, ein Tischgebet, regelmäßige Essenszeiten und keine Ablenkung durch Lesen, Fernsehen oder Diskutieren beim Essen.

Heilen mit Pflanzen

Unter Pflanzenheilkunde (Phytotherapie) versteht man die jahrtausendealte Behandlung mit pflanzlichen Substanzen: Blätter, Blüten, Wurzeln, Früchte, Samen, Rinde sind Ausgangsstoffe für Tees, Tabletten, Tropfen, Salben oder Tinkturen. Arzneien aus Heilpflanzen, Phytopharmaka genannt, werden oft und gern bei leichten bis mittelschweren Gesundheitsstörungen oder chronischen Erkrankungen nach ganzheitlichen Gesichtspunkten eingesetzt: Anstatt körpereigene Reaktionen zu unterdrücken, stimulieren sie die Selbstheilungskräfte des Körpers.

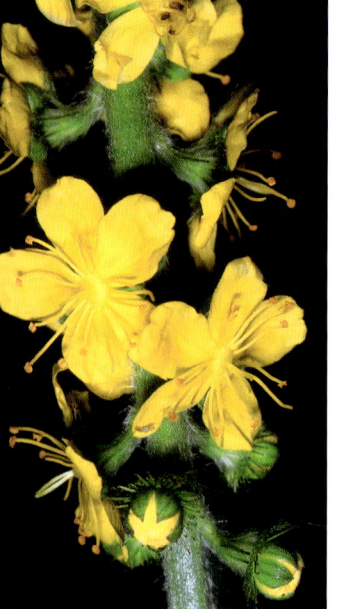

Odermenning: Heilpflanze gegen Magen-Darm-Leiden

Im Unterschied zu synthetischen Arzneimitteln sind Phytotherapeutika jedoch keine Einzelsubstanzen, sondern Wirkstoffgemische. Das heißt, sie bestehen aus einer Vielzahl von Substanzen, die im Laufe der Evolution über Jahrmillionen von der Natur geschaffen wurden und optimal auf die Bedürfnisse in der Natur abgestimmt sind.

Da jedoch die Zusammensetzung der Inhaltsstoffe je nach Wachstumsort, Witterung, Sammel- und Erntezeit und Extraktionsverfahren starken Schwankungen unterworfen ist, werden in der modernen Pflanzenheilkunde die Extrakte auf ihre Hauptinhaltsstoffe standardisiert, das heißt, es wird eine immer gleich bleibende Menge dieser Substanzen garantiert.

Eine Untergruppe der Phytotherapie ist die Aromatherapie. Bei dieser uralten, zur Zeit aber wieder sehr modernen Behandlungsform werden anstatt ganzer Pflanzenextrakte lediglich deren ätherische Öle mittels Destillation gewonnen und genutzt.

Ätherische Öle können sowohl innerlich als auch äußerlich zum Beispiel in Verbindung mit Massagen genutzt werden.

Klassische Homöopathie

Die Homöopathie verwendet pflanzliche, tierische und mineralische Substanzen in kleinen, nach einem genau festgelegten Verfahren verdünnten Mengen. Die Auswahl des Mittels erfolgt nach dem Grundsatz, dass es bei denjenigen Symptomen eingesetzt wird, die beim Gesunden in höherer Dosierung hervorgerufen würden. Der Entdecker dieser besonderen Therapieform, der deutsche Arzt, Chemiker und Pharmazeut Friedrich Christian Samuel Hahnemann (1755 bis 1843), formulierte daraus den Leitsatz der nunmehr 200 Jahre alten Methode: Ähnliches durch Ähnliches heilen, similia similibus curentur.

Ähnliches durch Ähnliches heilen: Similia similibus curentur

Um nach diesem Ähnlichkeitsprinzip (Simile-Regel) akute und chronische Krankheiten zu heilen, Schmerzen zu lindern und Beschwerden zu verringern, geht der Homöopath praktisch so vor: Er stellt Ihre derzeitigen Beschwerden immer im Zusammenhang mit Ihrer seelischen Verfassung, Ihrem allgemeinen Befinden und ihren individuellen Besonderheiten fest. Diese umfangreiche Befragung heißt Anamnese.

Die Erhebung einer genauen und ausführlichen Anamnese ist folglich zwingend und schließt Gewohnheiten, Vorlieben und Abneigungen ein. Die gesammelten Informationen werden nach ihrer Bedeutung gewichtet. Dann wird in einem der umfangreichen Symptomlexika der Homöopathie das Mittel gesucht, das genau Ihre Symptome bei der Prüfung an gesunden Personen hervorgerufen hat und das am treffendsten Ihre Krankheitszeichen und Charakterzüge widerspiegelt.

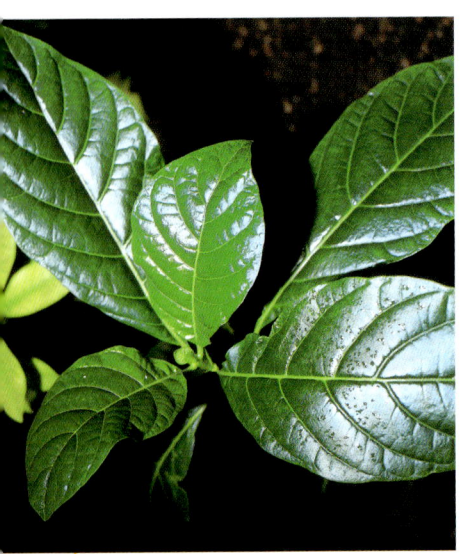

Cinchona succirubra, Chinarindenbaum

Damit ist die klassische Homöopathie keine rein krankheitsbezogene, sondern eine hochindividuelle Behandlungsform. Sie ist aufwändig und bedarf großer Erfahrung des Therapeuten – aber auch der Bereitschaft des Patienten, sich detailliert auf seine Beschwerden mit all ihren Ausprägungen einzulassen. Das ist leichter gesagt als getan, weil sich die Beschwerden besonders bei Therapiebeginn zunächst verschlechtern können. Diese so genannte Erstverschlimmerung ist keine gefährliche Nebenwirkung, sondern zeigt den Wirkungseintritt an.

Für den weniger erfahrenen Arzt wie für Laien gut anwendbar sind die „bewährten Indikationen". Das sind definierte Krankheitsbilder, bei denen mit hoher Wahrscheinlichkeit ein bestimmtes homöopathisches Mittel wirkt, ohne dass die individuelle Situation des Kranken berücksichtigt werden muss. Nux vomica ist ein solches Mittel der bewährten Indikation, das generell bei Übelkeit eingesetzt werden kann.

Die Herstellung homöopathischer Arzneimittel erfolgt durch Verdünnung beziehungsweise durch Potenzierung des Ausgangsstoffs. Hahnemann sprach von der Potenz – zu deutsch Kraft –, um die Wirkung zu kennzeichnen. Bei den bei uns gängigen D-Potenzen (Dezimal-Potenzen) wird vom Ausgangsstoff jeweils ein Teil genommen und mit neun Teilen Alkohol verschüttelt oder mit Milchzucker verrieben. Daraus ergibt sich die erste Dezimalpotenz D1. D1 bedeutet eine Verdünnung im Verhältnis eins zu zehn, D2 eine solche von eins zu 100, D12 die unvorstellbare Verdünnung eins zu einer Billion und so fort. Andere Potenzierungsformen verdünnen in Hunderterschritten (C-Potenzen) oder in 50000er-Schritten (LM-Potenzen).

Mit jedem dieser Schritte wird die Wirkstoffmenge kontinuierlich verdünnt. Die Information aber, die letztlich zur Heilung führt, wird auf das Trägermedium (Alkohol oder Milchzucker) übertragen und die Wirkstärke nimmt zu.

Die wichtigsten Grundsätze der klassischen Homöopathie

Homöopathika sind als Tropfen, Tabletten, Verreibungen oder Globuli rezeptfrei in der Apotheke erhältlich. Um sie exakt einnehmen zu können, benötigen Sie Hintergrundinformationen und Anleitung. Die Beschreibungen der Einzelmittel finden Sie immer am Ende eines jeden Kapitels. Ebenfalls angegeben ist die Potenzstufe, die sich am meisten bewährt hat. Wenn mehrere Potenzen angegeben sind, erfolgt die Auswahl nach den folgenden Regeln.

Je höher die Potenzierung, desto stärker ist die homöopathische Wirkung

▶ Homöopathische Einzelmittel möglichst nicht kombinieren. Nehmen Sie nur ein Mittel, um beobachten zu können, wie Sie darauf ansprechen.

▶ Während der Behandlung auf starke Reize wie Bäder, Wickel, ätherische Öle, Nikotin, Alkohol oder Kaffee verzichten. Die Wirkung von Homöopathika wird geschwächt.

▶ Faustregeln zur Potenzwahl: Niederpotenz (D2 bis D12) bei akuten oder leichten Beschwerden, Hochpotenz (D30 bis D200) bei chronischen oder schweren Erkrankungen.

▶ Faustregeln zur Dosierung: Erwachsene nehmen jeweils fünf bis zehn Kügelchen oder Tropfen, Kinder ein Kügelchen pro Lebensjahr, maximal fünf bis zehn.

▶ Nicht die Dosis ist entscheidend, sondern die Häufigkeit der Gabe. Merke: Je akuter die Krankheit, desto häufiger die Gabe. Je höher die Potenz, desto seltener die Gabe. Das heißt: D2, D3, D4 etwa dreimal täglich, D12 ein- bis zweimal täglich, D30 ein- bis zweimal wöchentlich, D200 einmal pro Monat.

▶ Hochpotenzen sind hochwirksame Medikamente. Sie können auch schaden und sollten verordnet werden.

▶ Niedrig potenziert (also wenig verdünnt), aber hoch dosiert sind Homöopathika oftmals Gifte, deshalb stets vorsichtig damit umgehen. Beispiele: Arsenicum album, Mercurius solubilis.

▶ Da Homöopathika ihre Wirkung während oder direkt nach einer Mahlzeit nicht vollständig entfalten können, sollten sie etwa 15 Minuten vorher genommen werden.

▶ Die Wirkstoffe werden bereits von der Mundschleimhaut aufgenommen, deshalb Tabletten grundsätzlich nicht schlucken, sondern langsam auf der Zunge zergehen lassen, so werden sie auch besser vertragen. Auch Tropfen kurzzeitig im Mund behalten.

▶ Für die Einnahme keine Metalllöffel verwenden, da diese kleinste Metallionen abgeben und damit die homöopathische Arznei stören.

▶ Der Wirkungseintritt erfolgt binnen weniger Minuten. Ein Homöopathikum, das nach Stunden noch nicht gewirkt hat, ist das Falsche.

▶ Bessert sich die akute Erkrankung binnen 24 bis 36 Stunden nicht, einen Arzt zu Rate ziehen. In schweren Fällen ist dies schon früher notwendig.

▶ Solange ein Mittel wirkt, die Einnahme nicht wiederholen. Homöopathische Arzneimittel wirken wie ein Reiz und eine Überreizung verschlimmert die Situation eher.

Moderne Homöopathie

Die moderne Homöopathie arbeitet mit Komplexmitteln. Darunter versteht man Kombinationen homöopathischer Einzelmittel, die nach bestimmten krankheits- oder organbezogenen Aspekten zusammengesetzt sind. Damit sind sie ähnlich wie schulmedizinische Präparate einfach und schnell einsetzbar, denn es entfällt die zeitintensive Suche nach einem individuell passenden Einzelmittel. Dennoch bieten homöopathische Komplexmittel alle Eigenschaften der klassischen Homöopathie, sind also gut verträglich und arm an Nebenwirkungen. Und sie können von jedermann schnell und einfach angewendet werden.

Wie bereits auf Seite 11 beschrieben, unterstützen antihomotoxische Arzneimittel den Organismus bei all seinen Anstrengungen, Schadstoffe zu eliminieren. Mit Erfolg, wie die Ergebnisse vieler Untersuchungen belegen. Idealerweise wird die medikamentöse Therapie um weitere Maßnahmen ergänzt, so dass sich daraus ein FÜNF-PUNKTE-PROGRAMM ergibt:

1. Drosselung der weiteren Schadstoffzufuhr durch Umstellung der Ess- und Lebensgewohnheiten.
2. Aktivierung und Regeneration der Ausscheidungsorgane Lunge, Niere, Leber und Magen-Darm-Trakt mit Hilfe von organunterstützenden Präparaten.
3. Entsäuerung des Gewebes durch

COMPOSITA UND CO.

Komplexmittel enthalten immer eine Mischung verschiedener homöopathischer Substanzen. Es gibt drei Präparategruppen. **Spezialitäten:** Mischung von Einzelmitteln, die sich bei einer Indikation bewährt haben (z.B. Gastricumeel). **Homaccorde:** Einzelmittel oder Mischung weniger Einzelmittel, die jeweils in verschiedenen Potenzen vorliegen, so dass überschießende Reaktionen vermindert werden (z.B. Belladonna-Homaccord). **Composita:** Mischung von Einzelmitteln (z.B. Atropinum compositum). Häufig sind Suis-Organpräparate zur Anregung der Organe, Nosoden zur Anregung der körpereigenen Abwehr und Katalysatoren zur Anregung der Stoffwechselfunktionen enthalten.

basische Kost, physikalische Therapien (Sauna, Bäder, Wickel), Ausdauersport.

4. Entgiftung des Zwischenzellraums durch Lymphdrainage, physikalische Therapien, homöopathische Lymphmittel (z.B. Lymphomyosot).

5. Regeneration geschädigter Zellstrukturen mit Hilfe von Suis-Organpräparaten. Das sind homöopathische Zubereitungen aus Organgeweben (z.B. Colon suis-Injeel).

Mikrobiologische Therapie

Der Mensch beherbergt etwa 100 Billionen Bakterien im Darm – das sind weit mehr als der Körper Zellen hat. Die Mikroorganismen leben vornehmlich im Dünn- und Dickdarm und sorgen dort dafür, dass wir gesund bleiben. Bei der Verdauung sind sie uns eine wertvolle Hilfe: Sie können beispielsweise den für den Menschen unverdaulichen Ballaststoff Zellulose aufschließen und die Vitamine K, Biotin und Folsäure produzieren. Doch nicht nur das: Eine ihrer wichtigsten Funktionen ist die Stimulation des darmgebundenen Immunsystems.

Die Darmflora, so werden die Bakterien genannt, setzt sich aus mindestens 400 verschiedenen Bakterienarten zusammen. Und nur, wenn die Zusammensetzung stimmt, kann der Darm, unser größtes Immunorgan, richtig funktionieren. So spielen beispielsweise Coli- und Bifidobakterien für die Dickdarmschleimhaut, Enterokokken und Laktobazillen für die Dünndarmschleimhaut eine wichtige Rolle. Kommt es beispielsweise durch Antibiotika oder einseitige Ernährung zu einer Reduktion bestimmter Bakteriengruppen und damit zu einer Verschiebung der Darmflora, können Verdauungsstörungen, Durchfälle, Verstopfung oder auch Immunschwäche die Folge sein.

Die Mikrobiologische Therapie ist ein Behandlungsverfahren, bei dem lebende oder abgetötete Bakterien oder deren Bestandteile verabreicht werden. Auf diese Weise werden Störungen der Darmflora ausgeglichen und die Stoffwechselleistung sowohl des Magen-Darm-Traktes als auch des gesamten Körpers wird angeregt und die körpereigene Abwehr aktiviert.

Orthomolekulare Medizin

„Ob es eine optimale Dosierung gibt und wie hoch sie für den Einzelnen wäre, weiß ich nicht. Ich selbst aber nehme jeden Tag zehn Gramm Vitamin C". Der amerikanische Chemiker, Molekularbiologe und Nobelpreisträger Linus Pauling (1901 bis 1995) war der wahrscheinlich größte Vitamin-C-Fan der Welt – und zugleich der Begründer der Orthomolekularen Medizin (OM). Es handelt sich um eine sehr zeitgemäße medizinische Fachrichtung, die erst jetzt immer mehr Anhänger findet. Der Begriff orthomolekular setzt sich aus dem griechischen *orthos* (richtig) und *Molekül* (kleinste chemische Verbindung) zusammen und bedeutet so viel wie optimale Aufnahme aller lebensnotwendigen Nährstoffe.

DAS IMMUNSYSTEM IM DARM

Zum Schutz gegen Eindringlinge von außen steht uns ein komplexes System zur Verfügung: das Immun- oder körpereigene Abwehrsystem. Die Zellen des Immunsystems befinden sich zum Teil im Blut. Der größere Anteil aber befindet sich in der Darmwand, denn der Darm wird tagtäglich mit einer Vielzahl körperfremder Stoffe, mit Viren und Bakterien konfrontiert.

Schon die Besiedelung der Darmschleimhaut mit den nützlichen Bakterien der Darmflora bietet einen gewissen Schutz. Gelingt es dennoch einem Erreger, die Darmschleimhaut zu durchdringen, so wehrt sich der Körper gleich vor Ort: Noch in der Darmwand beginnen die Zellen des Immunsystems, Eindringlinge abzuwehren.

Das Immunsystem arbeitet eng mit dem Nerven- und Hormonsystem zusammen. Folglich beeinflussen sich diese Systeme auch gegenseitig. Wie und in welchem Maße, das versucht die Psychoneuroimmunologie herauszufinden.

Das sind laut Pauling rund 45 Vitamine, Mineralien, Spurenelemente, Amino- und Fettsäuren. Diese elementaren Bausteine, in der Orthomolekularen Medizin Vitalstoffe genannt, werden sinnvoll kombiniert und hoch dosiert eingenommen. Dann – davon war Pauling überzeugt – lässt sich die Gesundheit erhalten, akute Beschwerden und chronische Erkrankungen lassen sich lindern. Als Grundlagen dienen neueste Erkenntnisse aus der Ernährung, Biochemie, Zellforschung, Molekularbiologe, Immunologie oder Allergologie.

Zur Therapie, vor allem aber zur Vorbeugung von Krankheiten werden hoch dosierte Kombinationen von Nährstoffen eingesetzt, die weit über die Angaben der Deutschen Gesellschaft für Ernährung (DGE) hinausreichen. So beträgt beispielsweise die von der DGE empfohlene Tagesdosis für Vitamin C 75 Milligramm, während in der Orthomolekularen Medizin 500 bis 8 000 Milligramm gegeben werden. Bei Vitamin E liegt die DGE-Empfehlung bei zwölf Milligramm pro Tag, die orthomolekularen Tagesmengen erreichen zwischen 200 und 1 200 Milligramm. Orthomolekulare Dosierungen sind also um das Zehn- bis Hundertfache höher. Verschiedene Vitalstoff-Varianten sind rezeptfrei in der Apotheke erhältlich und werden am besten kurmäßig eingenommen.

Die Angaben der DGE verfolgen den Zweck, einer Unterversorgung vorzubeugen. So sind 75 Milligramm Vitamin C sicherlich genug, keinen Skorbut zu bekommen. Mit den in der Orthomolekularen Medizin verwendeten Mengen hingegen können Sie zusätzlich das Immunsystem stärken und verhindern, dass Sie eine Erkältung bekommen.

Die DGE-Mindestangaben berücksichtigen zudem wesentliche Kriterien nicht. Zum einen beeinflussen Dauerstress, verschiedene Lebensabschnitte wie die Wechseljahre und zahlreiche Arzneimittel den Vitaminhaushalt negativ. Beispiele sind

Vitamine und Mineralien in hoher Dosierung können Krankheiten verhindern oder sogar heilen

Schmerz- und Rheumamittel, Antibiotika, Hormone, Blutfett-
senker, Magensäure bindende sowie kortisonhaltige Präparate.

VERÄNDERUNG DES NÄHRSTOFF-GEHALTS BEI OBST UND GEMÜSE IN DEN LETZTEN ZEHN JAHREN		
Äpfel	Kalzium	+ 12 %
	Vitamin C	- 80 %
	Magnesium	+ 20 %
Bananen	Vitamin B6	- 92 %
	Folsäure	- 84 %
	Kalzium	- 12 %
	Magnesium	- 13 %
Brokkoli	Betakarotin	- 36 %
	Folsäure	- 52 %
	Kalzium	- 68 %
	Magnesium	- 25 %
Kartoffeln	Vitamin C	+ 25 %
	Kalzium	- 70 %
	Magnesium	- 33 %
Möhren	Betakarotin	- 12 %
	Kalzium	- 17 %
	Magnesium	- 57 %

Aus: Biesalski, H.K. et al: Vitamine. Thieme, Stuttgart 1997

Zum anderen hat der Gehalt an Vitalstoffen in den konventio-
nell angebauten Lebensmitteln infolge veränderter Methoden
(intensive Düngung, verkürzte Wachstumszeiten in Gewächs-

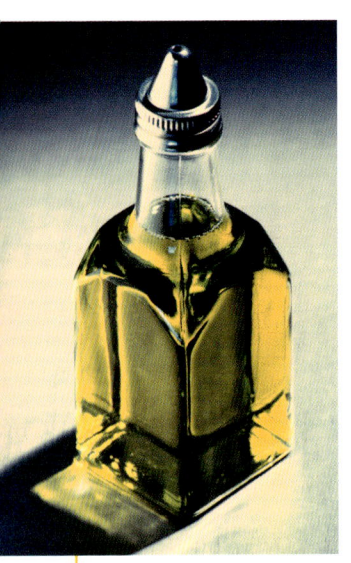

Mit etwas Öl lassen sich die Vitamine E, D, K und A leichter aufnehmen.

häusern), langer Transportwege oder Lagerhaltung zum Teil massiv abgenommen.

Aufgrund dessen werden sogar die von der DGE geforderten Mindestwerte oftmals nicht erreicht. Dadurch kann es selbst bei gesunder Ernährung zu Mangelsymptomen wie Müdigkeit, Schlafstörungen, Leistungsminderung, Zahnfleischbluten oder Darmträgheit kommen.

Vitamine und ihr Vorkommen in verschiedenen Lebensmitteln

Vitamine sind für die chemischen Prozesse im Körper lebenswichtig, können jedoch nicht selbst gebildet werden. Sie arbeiten eng mit Enzymen (Fermenten) zusammen, die wiederum für die Beschleunigung der Körperchemie verantwortlich sind. Ohne Vitamine würden viele Enzyme ihre Arbeit verweigern – zum großen Schaden für unsere Gesundheit.

Während Mineralien grundsätzlich wasserlöslich sind, gilt es bei Vitaminen zwischen fett- und wasserlöslich zu unterscheiden. Der menschliche Organismus nimmt die fettlöslichen Vitamine A, D, E und K nur mit Fett aus der Nahrung auf. Daher ist es sinnvoll, dem frisch gepressten Saft und der Rohkost immer etwas Öl zuzufügen. Mit Ausnahme von Vitamin K können wir fettlösliche Vitamine über einen längeren Zeitraum speichern. Das hat den Vorteil, dass man diese Vitamine nicht täglich zuführen muss, um ausreichend versorgt zu sein. Der Nachteil ist, dass ein Übermaß zu Vergiftungserscheinungen führen kann.

Die wasserlöslichen Vitamine der B-Gruppe und Vitamin C hingegen werden nur in geringsten Mengen gespeichert, da sie schnell wieder über die Niere ausgeschieden werden. Diese Vitamine sollten Sie also praktisch täglich zuführen, um Mangelerscheinungen zu verhüten.

Eine Übersicht über Vitamine, ihr Vorkommen und den Tagesbedarf finden Sie im Internet oder in der Literatur.

Fasten nach F.X. Mayr

Menschen fasten aus den unterschiedlichsten Beweggründen: aus religiösen Motiven, aus gesundheitlichen Gründen oder einfach, weil sie krank sind und nichts essen mögen. Nichts essen – für die einen eine Horrorvorstellung, für die anderen der Heilsweg. Tatsache ist, dass Heilfasten einen positiven Effekt beispielsweise bei Hauterkrankungen, Allergien und bei Magen-Darm-Störungen hat. Dass man dabei abnimmt, ist nur ein Nebeneffekt. Hauptziel ist die Reinigung des Darms und die Entgiftung des Körpers.

Fasten ist Entgiftung

Durch Gärung und Fäulnis, ausgelöst durch eine falsche Ernährungsweise oder durch Darmträgheit und Verstopfung, entstehen Stoffe, die aus dem Darm wieder in den Körper gelangen und ihn belasten. Um den Teufelskreis Darmträgheit – Verstopfung – Giftbelastung und weitere Schwächung des Darms zu durchbrechen, ist eine Fastenkur oder besser eine Intensivdiät nach F.X. Mayr eine hervorragende Möglichkeit.

Die Kur beruht auf den drei Prinzipien Schonung, Säuberung, Schulung und führt zur Entgiftung und Regeneration des gesamten Verdauungstrakts. In der Regel wird sie über drei Wochen durchgeführt.

SÄUBERUNG: Täglich wird morgens auf nüchternen Magen ein viertel Liter lauwarmes Wasser getrunken, in dem ein Teelöffel Bittersalze aufgelöst wurden. Das Bittersalz gibt es in der

Konsequente
Darmreinigung
verringert das
Hungergefühl

Apotheke. Innerhalb kürzester Zeit kommt es zu einer Stuhlentleerung und der Darm wird gesäubert. Wichtig: Über den Tag verteilt reichlich stilles Wasser und Kräutertees trinken – insgesamt mindestens drei Liter.

Zur **SCHONUNG** gibt es morgens und mittags ein Brötchen und etwas Milch. Das Brötchen soll zwei bis drei Tage alt sein. Es wird in Scheiben geschnitten und in kleinen Bissen intensiv gekaut: pro Bissen 50 mal. Mitzählen! Danach nimmt man einen Teelöffel Milch dazu, kaut noch einmal etwas und schluckt es dann hinunter. Diese Prozedur ist notwendig, um das Brötchen optimal einzuspeicheln und schon vorverdaut in den Magen weiterzuleiten.

Sauna, medizinische Bäder feuchtwarme Packungen (siehe Seite 24) und Massagen unterstützen die Entgiftung optimal.

Die Fastenzeit darf niemals abrupt enden. Nehmen Sie sich mindestens drei bis vier Tage Zeit für das Fastenbrechen. Beginnen Sie mit leicht verdaulichen Speisen und vor allem mit kleinen Portionen.

Nun kommt das dritte S: die **SCHULUNG**. Nach der Fastenkur sollten Sie die neugewonnen guten Angewohnheiten unbedingt beibehalten: viel trinken und intensiv kauen.

Wer darf Fasten?

Grundsätzlich darf jeder gesunde Mensch fasten. Auch leichtere Verdauungsprobleme sind kein Hindernis. Dennoch ist es sinnvoll, vor Beginn einen Arzt zu Rate zu ziehen. Auch während der Kur ist ärztliche Begleitung sinnvoll, vor allem, wenn über längere Zeit gefastet wird. Schwangere, Stillende und Kinder, Herzkranke oder sehr geschwächte Menschen sollten andere Wege der Entgiftung wählen.

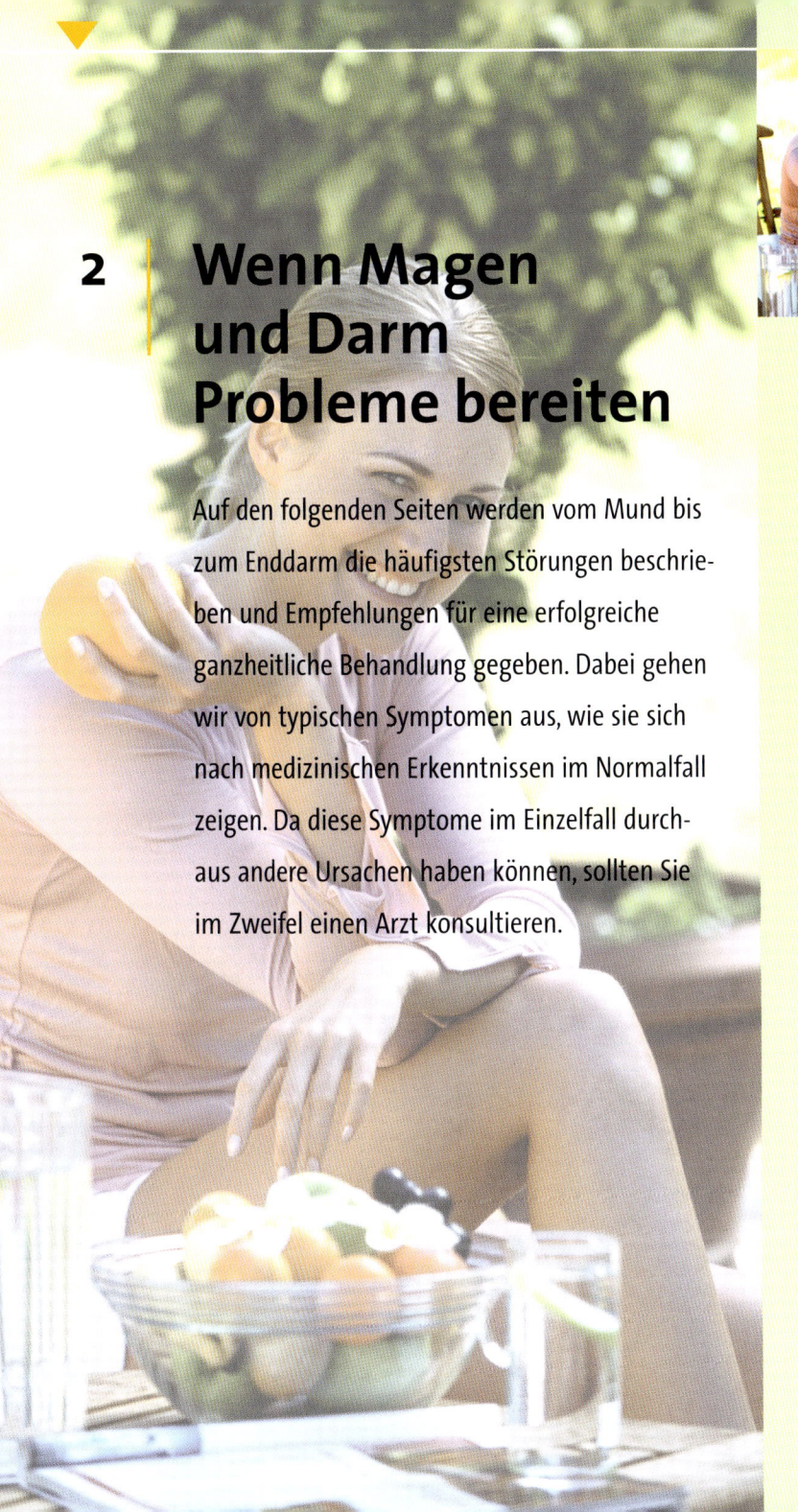

2 | Wenn Magen und Darm Probleme bereiten

Auf den folgenden Seiten werden vom Mund bis zum Enddarm die häufigsten Störungen beschrieben und Empfehlungen für eine erfolgreiche ganzheitliche Behandlung gegeben. Dabei gehen wir von typischen Symptomen aus, wie sie sich nach medizinischen Erkenntnissen im Normalfall zeigen. Da diese Symptome im Einzelfall durchaus andere Ursachen haben können, sollten Sie im Zweifel einen Arzt konsultieren.

Appetitlosigkeit

Essen und Trinken halten bekanntlich Leib und Seele zusammen. Dass es einen direkten Zusammenhang zwischen der

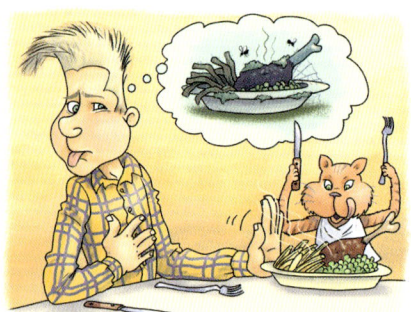

Ernährung und der körperlichen wie seelischen Gesundheit gibt, wird von niemandem bezweifelt. Dennoch leiden nicht alle, die gern wenig essen, an Appetitlosigkeit. Vorlieben, Abneigungen und Gewohnheiten bestimmen unseren Speisezettel. Kein Verlangen nach fester Nahrung kann auf miserabel zubereitetes und einseitiges Essen hinweisen, es kann allerdings auch handfestes Symptom einer akuten oder chronischen Krankheit sein.

Was sind die Symptome?

Seit mindestens zwei Tagen besteht eine mehr oder minder ausgeprägte Abneigung gegen alles Essbare und das Gefühl, sich zur Nahrungsaufnahme zwingen zu müssen.

Wie kommt es dazu?

Unser Appetit ist – abgesehen vom Fluss der Verdauungssäfte – abhängig von Vorgängen im Gehirn, die bereits vor der Nahrungsaufnahme einsetzen. Eine Störung der Appetit anregenden Funktionen ist folglich immer auch etwas, das sich im Kopf abspielt. Das wichtigste Stichwort in diesem Zusammenhang ist Psychostress jeglicher Art – vom Liebeskummer bis zur Depression. Auf körperlicher Ebene dient Appetitlosigkeit der Schonung des Magen-Darm-Trakts, zum Beispiel im Rahmen einer akuten Infektion, einer Magenschleimhautentzündung (siehe Seite 93), eines Magen- oder Zwölffingerdarmgeschwürs (siehe Seite 88), eines Leistenbruchs oder einer aufkommenden fieberhaften Erkrankung anderer Ursache.

Auch länger anhaltende Appetitlosigkeit ist eine Art Selbstschutz, da möglicherweise die Verdauungsorgane größere Mengen nicht verarbeiten können. Dies ist häufig bei zarten Kindern und bei Erwachsenen mit chronischen Magen- oder Darmkrankheiten der Fall, zum Beispiel bei Morbus Crohn (siehe Seite 107), Colitis ulcerosa (siehe Seite 112) oder Krebs.

Fehlt der Appetit, nicht einfach zum Essen zwingen, sondern nach den Ursachen suchen

Nicht zuletzt können auch Medikamente wie Rheumamittel oder Antibiotika den Appetit nehmen. Eine Störung des Säure-Basen-Haushalts sowie ein Mangel an Vitaminen (z.B. Vitamin B), Mineralstoffen (z.B. Kalium) und/oder Spurenelementen (z.B. Zink und Chrom) können ebenfalls zu Appetitkillern werden.

Wann zum Arzt?

Bleibt die Appetitlosigkeit über eine akute Krankheit hinaus längere Zeit bestehen und spricht sie auf die unten angegebenen Maßnahmen nicht an, sollte ein Arzt zur weiteren Abklärung aufgesucht werden.

Was tue ich?

BEWEGUNG: Jeder kennt die Appetit fördernde Wirkung körperlicher Aktivität und frischer Luft. Sobald bei länger anhaltender Appetitlosigkeit die Ursache geklärt ist, gehören Sportarten wie strammes Spazierengehen, Walking, Radfahren oder Schwimmen zum Behandlungsprogramm.

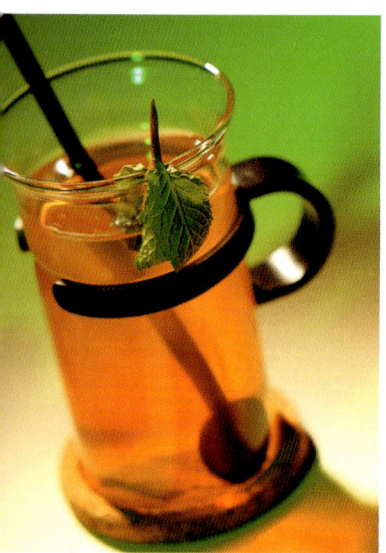

Beim Fasten viel trinken, am besten Wasser und Kräutertees.

FASTEN: Ein kurzfristiger, durch eine akute Erkrankung hervorgerufener Appetitmangel braucht keine Behandlung. Im Gegenteil, wer dem Gefühl nachgibt und fastet, verhält sich richtig. Wichtig ist jedoch die Zufuhr von mindestens zwei Litern Flüssigkeit in Form von stillem Wasser und Kräutertee (siehe Pflanzenheilkunde).

KNEIPP-ANWENDUNGEN: Feuchtwarme Auflagen – ein mit warmem Wasser angefeuchtetes Leinentuch plus eine Wärmflasche auf dem Oberbauch – vor den Mahlzeiten oder kalte Leibwickel zwischen den Mahlzeiten regen die Durchblutung und Produktion der Verdauungssäfte im Magen-Darm-Trakt an.

NAHRUNGSERGÄNZUNGSMITTEL: Zum Ausgleich von Vitalstoffmängeln oder Störungen im Säure-Basen-Haushalt sind in Apotheken Produkte aus der Orthomolekularen Medizin (z.B. Ortho Norm) sowie basische Mineralstoffmischungen (z.B. Bullrich´s Vital) erhältlich.

Pflanzenheilkunde

Viele Arzneipflanzen enthalten Bitterstoffe, die zunächst die Speichel- und Magensäureproduktion anregen, dann die Leber und Bauchspeicheldrüse zur Bildung von Galle und Fermenten aktivieren. Auf diese Weise schafft ein bitterer Tee die körperlichen Voraussetzungen für einen guten Appetit und eine ordentliche Verdauung. Wir unterscheiden Bittermittel, die allein durch ihren Gehalt an Bitterstoffen wirken (Amara pura), von solchen, die zusätzlich ätherische Öle (Amara aromatica) zur Förderung der Verdauung enthalten.

AMARA PURA: Diese Bittermittel werden zur Anregung des Appetits vorm Essen als Tee getrunken. Typische Beispiele sind Benediktenkraut, Gelbe Enzianwurzel, Tausendgüldenkraut.

AMARA AROMATICA: Können auch nach der Mahlzeit eingenommen werden und sind Bestandteile von Magenbittern. Die wirksamsten Vertreter heißen Wermutkraut, Schafgarbenkraut, Löwenzahnwurzel und -kraut.

Eine hilfreiche Teemischung besteht aus je 30 Gramm Tausendgüldenkraut, Schafgarbenkraut und Pfefferminzblättern: Ein Teelöffel der Mischung mit einer Tasse heißem Wasser übergießen, zehn Minuten ziehen lassen. Zwei- bis viermal täglich eine Tasse trinken.

Eine bewährte appetitanregend und verdauungsfördernde Mischung verschiedener Pflanzenextrakte (z.B. Angelika-, Enzianwurzel, Zimtrinde) ist Schwedenbitter. Dosierung: Ein Esslöffel vor jeder Mahlzeit.

JOHANNISKRAUT: Appetitlosigkeit als Bestandteil einer Depression verschwindet, wenn die Grundkrankheit behandelt wird. Inzwischen werden Johanniskraut-Präparate erfolgreich bei leichten und mittelschweren Depressionen eingesetzt. Verantwortlich dafür scheint nicht die so genannte Leitsubstanz Hypericin zu sein, sondern das Hyperforin. Und: Es kommt auf die Dosierung an. Die in klinischen Studien belegte Wirksamkeit bezieht sich auf mindestens 900 Milligramm Extrakt täglich.

Johanniskraut gegen Appetitstörungen aufgrund von Depressionen

Homöopathie

Es hat sich zu Beginn einer Behandlung die Einnahme von einmalig zwei bis fünf Globuli Natrium chloratum D200 bewährt. Anschließend fährt man mit Abrotanum D3 dreimal täglich über zwei bis vier Wochen fort. Bleibt ein Erfolg aus, kann man es mit China D4 und anschließend Calcium phosphoricum D4 dreimal täglich über jeweils vier Wochen versuchen.

Bei Übelkeit aus bestimmten Gründen:

ACIDUM PHOSPHORICUM D4: Nach Krankheit, Kummer und Sorge, in Verbindung mit Schweiß, Schwäche, Blähungen.

CHAMOMILLA D4/D12: Bei Säuglingen und Kindern in Verbindung mit Unruhe und Krämpfen.

CHINA D4: Nach Krankheit, in Verbindung mit Druck- und Völlegefühl.

FERRUM PHOSPHORICUM D12: Nach Krankheit, besonders bei nervösen, empfindlichen Menschen.

IGNATIA D30: Aus Kummer und Sorge.

MAGNESIUM CARBONICUM D6: Nach Krankheit, bei Krampfneigung, Erkältungsneigung.

KOMBINATIONSMITTEL: Hepeel bei Leberfunktionsstörungen; Gallium-Heel zur Aktivierung der Abwehrkräfte; Vomitusheel bei Übelkeit; China-Homaccord bei Erschöpfungs- und Schwächezuständen nach einer Krankheit; Leptandra compositum bei Verdauungsstörungen als Folge einer Fehlfunktion der Leber oder Bauchspeicheldrüse.

Mundgeruch

Häufigste Ursache für Mundgeruch: mangelnde Zahnhygiene

Übel riechender Atem ist ein oft sehr unangenehmes Symptom mit verschiedenen denkbaren Ursachen.

Was sind die Symptome?

Der Atem riecht faulig, süßlich-fruchtig oder anhaltend nach Amoniakdünsten. Durchaus normal ist ein kurzfristiger

Mundgeruch im Zusammenhang mit geschmacksintensiven Lebensmitteln (z.B. Zwiebeln, Knoblauch), Gewürzen, Nikotin, Alkohol oder während des Fastens. Mundgeruch, der unabhängig von Lebensgewohnheiten oder bereits morgens nach dem Aufwachen und noch nach dem Zähneputzen besteht, sollte erforscht werden.

Wie kommt es dazu?

In zwei Dritteln der Fälle ist eine nicht ausreichende Mundhygiene die Ursache. Häufige Übeltäter sind auch Fäulnis- und Gärprozesse im

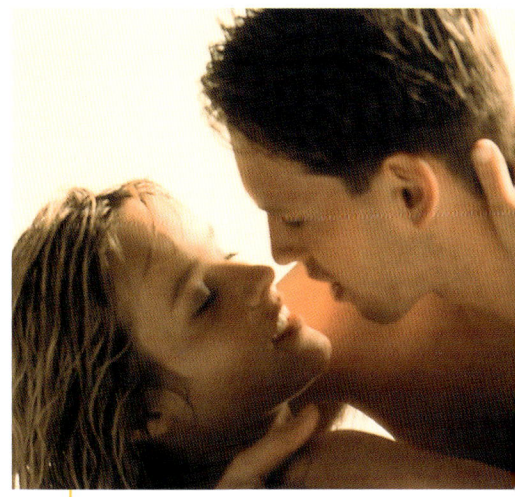

Von nahem störend: Mundgeruch.

Magen-Darm-Bereich: Gasförmige Stoffwechselgifte können nicht nur Blähungen (siehe Seite 76) auslösen, sondern auch über die Darmschleimhäute ins Blut gelangen, von dort über die Lungenwände zur Entgiftung wieder ausgeschieden werden und dann in die oberen Atemwege aufsteigen.

Als Auslöser kommen falsche Essgewohnheiten – zu schnell, zu häufig, zu viel, zu fett, zu süß, zu spät –, Fehlfunktionen der Verdauungssaft produzierenden Organe Leber, Galle und Bauchspeicheldrüse oder Darmerkrankungen infrage. Weitere mögliche Ursachen sind Nasen- und Rachenentzündungen, verminderte Speichelproduktion beziehungsweise länger anhaltende Mundtrockenheit, Veränderungen der Darmflora (z.B. durch Darmpilze, siehe Seite 115). Auch individuelle Nahrungsmittel-Unverträglichkeiten können die Auslöser sein.

Wann zum Arzt?

Wenn unklar ist, ob unangenehmer Atem aus dem Mund-, Rachen- oder Darmbereich stammt, kann der Haus-, Zahn- oder HNO-Arzt gegebenenfalls alles Notwendige einleiten.

Was tue ich?

ERNÄHRUNG: Bei Gärungs- und Fäulnisprozessen ist es sinnvoll, die Verdauung durch eine Umstellung der Ernährungsgewohnheiten zu entlasten. Ideal: Essen mit Zeit und in Ruhe, maximal drei Mahlzeiten pro Tag, Nahrung durch intensives Kauen gut einspeicheln und abends weder zu spät, noch zu viel oder zu fett essen. Wichtig sind auch eine schonende Zubereitung (dünsten statt braten oder frittieren). Nicht zu viel schwer verdauliche Rohkost und grobes Vollkorn erleichtern die Verdauung zusätzlich.

Eine an Pflanzenfasern und Ballaststoffen reiche Kost liefert dem Darm bestes Material, das jedoch Arbeit von ihm fordert. Ein Darm, der gewohnt ist, möglichst rohes Gemüse, Obst und Vollkornprodukte zu verarbeiten, wird auch mit dem unvermeidlichen Anfall von Gasen keine Probleme haben. Ist er es nicht, so können sich die Beschwerden erst einmal verstärken. Veränderungen sollten daher langsam eingeleitet werden. Hilfreich ist eine gezielte Auswahl der Nahrungsmittel, das gilt zum Beispiel für tierisches Eiweiß und Zucker. Beides begünstigt die Entstehung schwefelhaltiger, übel riechender Gase. Zucker ist vor allem in

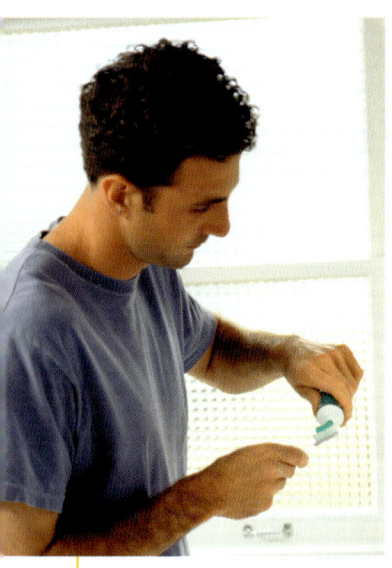

Maßnahme Nummer eins: Zähne und Zunge gründlich reinigen.

Kombination mit Ballaststoffen tückisch.

KNEIPP-MASSNAHMEN: Feuchtwarme Auflagen (feuchtwarmes Leinentuch plus Wärmflasche) auf den Bauch, kalte Leibwickel oder Sitzbäder regen die Verdauungstätigkeit an und beugen damit der Entstehung übel riechender Gase vor.

MUNDHYGIENE: Wichtig ist eine gründliche Mundpflege, die eine Reinigung der Zunge mit einer zweiten Zahnbürste einschließt. Zwei- bis dreimal jährlich sollte der Zahnarzt eine professionelle Zahnreinigung durchführen.

Pflanzenheilkunde

KAMILLEBLÜTEN, SALBEIBLÄTTER: Spülungen desinfizieren den Mund- und Rachenraum.

ZINNKRAUT, KAMILLEBLÜTEN: Tees wirken im Magen-Darm-Trakt desinfizierend.

KALMUSWURZEL: Wirkt im Magen-Darm-Bereich krampflösend. Darüber hinaus regt Kalmus die Magensaftabsonderung und den Gallefluss an. Bei Kalmus ist es wichtig, Arzneibuchqualität zu verwenden, da es Sorten gibt, die giftige Stoffe enthalten. Arzneibuchware bekommen Sie in jeder Apotheke.

KÜMMEL, FENCHEL, GELBER ENZIAN, WERMUTKRAUT: Fördern die Verdauung. Bewährt hat sich eine Teemischung aus 20

KUR FÜR DEN DARM

Gegen Mundgeruch gleich welcher Ursache wurde in der Mikrobiologischen Therapie (siehe Seite 34) eine „Kur" entwickelt, die vier bis sechs Monate dauert und nach einem Stufenschema durchgeführt wird:

1. Vorbereitung: Zur Entgiftung des Magen-Darm-Trakts dreimal täglich 1 TL Heilerde (in einem Glas Wasser gelöst) 30 Minuten vor den Mahlzeiten einnehmen. Dauer: Ein bis zwei Wochen.

2. Zwischenphase: Zehn Tropfen Prosymbioflor täglich um einen Tropfen auf maximal 20 Tropfen steigern. Dauer: Vier bis sechs Wochen.

3. Aufbautherapie: Zehn Tropfen Symbioflor 1 ebenfalls täglich um einen Tropfen auf 20 steigern. Dauer: Mindestens sechs Wochen, gegebenenfalls über mehrere Monate.

Wer Kapseln bevorzugt, hat folgende Alternativen: Mutaflor, Paidoflor, Omniflora.

Gramm Kümmel, 20 Gramm getrockneten Fenchelfrüchten und 60 Gramm Kamilleblüten: Ein Teelöffel mit einer Tasse heißem Wasser übergießen und zehn Minuten ziehen lassen. Mehrmals täglich eine Tasse trinken!

Homöopathie

MERCURIUS SOLUBILIS D12: Wichtigstes Einzelmittel bei Mundgeruch. Vor allem bei Prozessen im Mund- und Mandelbereich in Verbindung mit Speichelfluss und einer belegten Zunge mit Zahneindrücken. Eventuell mit schleimigem, blutigem, wund machendem Stuhl oder vielen kleinen Stühlen.

Wichtigstes homöopathisches Mittel bei Mundgeruch: Mercurius solubilis

ASA FOETIDA D4/D6: In Verbindung mit Verdauungsstörungen, starken Blähungen, linksseitigem Magendruck und explosivem Aufstoßen, übel riechenden Sekreten, Kloßgefühl im Hals. Außerdem eignen sich Mittel, die in den Kapiteln über Blähungen und Entzündungen aufgeführt sind.

KOMBINATIONSMITTEL: Gegen Störungen im Mund- und Rachenraum Traumeel bei allen entzündlichen Prozessen; Arnica-Heel bei chronisch entzündlichen Prozessen; Lymphomyosot bei Lymphdrüsenschwellungen und zur Entgiftung. Bei Funktionsstörungen im Magen-Darm-Trakt eignet sich Nux vomica-Homaccord, bei Magenschleimhautentzündungen Gastricumeel und Hepeel bei Leberschäden.

Übelkeit/Erbrechen

Übelkeit und Erbrechen sind an sich keine Krankheit, sondern Symptome mit vielfältigen Ursachen. Je nach Ursache können sie akut oder chronisch auftreten. In der Regel dient Erbrechen der Entgiftung des Körpers und damit der Selbstreinigung beziehungsweise -heilung.

Was sind die Symptome?

Die Anzeichen von Übelkeit und Brechreiz dürften jedem bekannt sein. Beim Erbrechen wird Mageninhalt aus dem Mund entleert, gleichzeitig kann Erbrechen von Durchfall (siehe Seite 94) begleitet sein. Ausgelöst wird Erbrechen durch ruckartiges Zusammenziehen der Bauch- und Zwerchfellmuskulatur.

Wie kommt es dazu?

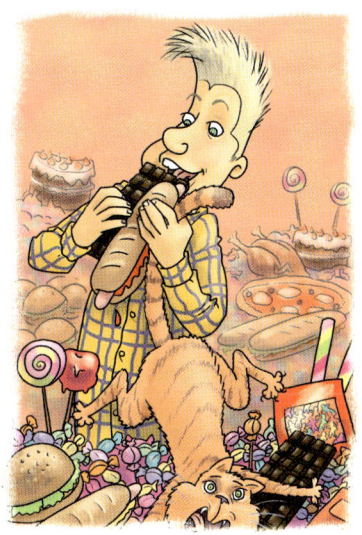

Übelkeit und Erbrechen sind die Hauptanzeichen einer akuten Erkrankung im Magen-Darm-Bereich, ausgelöst durch Viren und Bakterien (z.B. in verdorbenen Lebensmitteln), aber auch durch „Genussgifte" wie Alkohol und Nikotin. Beispiele sind Entzündungen der Gallenblase, Magen-, Dünndarmschleimhaut.

Weitere mögliche Ursachen sind Schwangerschaft, Herzinfarkt, zahlreiche Medikamente (z.B. Antibiotika, Chemotherapeutika oder Opioide in starken Schmerzmitteln) sowie Erkrankungen, die mit einer Erhöhung des Hirndrucks einhergehen. Dies ist im Rahmen einer Gehirnerschütterung, Reisekrankheit, eines Schleudertraumas, Gehirntumors oder einer Migräne der Fall. Essstörungen (Magersucht, Bulimie) sind praktisch immer mit – in diesen Fällen allerdings bewusst ausgelöstem – Erbrechen verbunden.

Wann zum Arzt?

Jede wiederholt auftretende Übelkeit beziehungsweise regelmäßiges Erbrechen muss ärztlich abgeklärt werden.

Was tue ich?

ATMEN: Eine einfache Atemübung, die drei- bis fünfmal wiederholt wird, bringt Ruhe und Regelmäßigkeit in den Atem, was wiederum Übelkeit und Brechreiz lindern kann. Fünf Sekunden tief in den Bauch einatmen (der Bauch wölbt sich automatisch vor), Atem drei bis fünf Sekunden anhalten und dann langsam zehn Sekunden lang ausatmen. Dabei wird der Bauch wieder eingezogen.

FASTEN: Die von Übelkeit und Erbrechen begleitete Appetitlosigkeit beugt instinktiv einer weiteren Belastung des Magen-Darm-Trakts vor. Auf diese innere Stimme sollten Sie hören und sich nicht zwingen – das Trinken aber nicht vergessen. Hilfreich ist Teefasten mit geeigneten Heilkräutern (siehe Pflanzenheilkunde). Sobald der Appetit zurückkehrt, ist es ratsam, den Magen mit leicht verdaulichen Nahrungsmitteln ein wenig zu füllen. Bewährt haben sich klare Suppen, Zwieback, Haferbrei, Apfelreis und Bananen.

KNEIPP-ANWENDUNGEN: Beruhigend und entspannend wirken feuchtkalte Kompressen auf der Stirn. Gegen Übelkeit in Verbindung mit Magen-Darm-Krämpfen helfen feuchtwarme Auflagen auf dem Bauch.

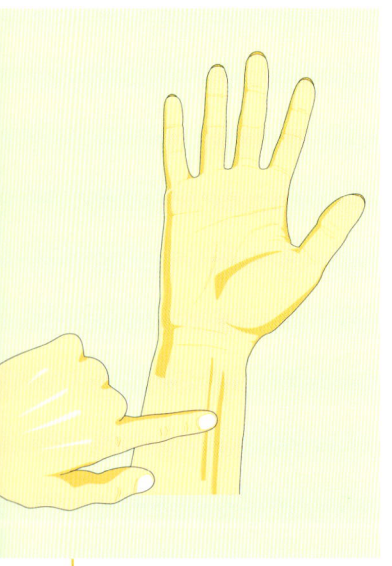

Akupressur gegen Übelkeit: Den Punkt zwischen den beiden Sehnen, drei Finger breit vom Handgelenk entfernt, kreisförmig massieren

AKUPRESSUR: Der Akupressur und Akupunktur liegen dieselben Lehren und Erkenntnisse der Traditionellen Chinesischen Medizin (TCM) zugrunde, die zu behandelnden Punkte sind daher identisch. Ob diese Punkte deshalb mit Nadeln oder den bloßen Händen beziehungsweise mit der Fingerkuppe bearbeitet werden – das Therapieziel bleibt stets das Gleiche: Es geht darum, den Energiefluss zu regulieren.

Der Punkt PE6 (auch KS6 genannt) gegen Erbrechen liegt jeweils an der Innenseite des rechten und linken Unterarms, drei Finger breit von den Handgelenken entfernt, genau zwischen den zwei Beugesehnen. Mit der Fingerkuppe wird der Punkt fünf Minuten kreisförmig gedrückt, zunächst im, dann gegen den Uhrzeigersinn (siehe Zeichnung links). Die Akupressur kann mehrmals täglich für insgesamt 25 Minuten durchgeführt werden.

Pflanzenheilkunde

KAMILLE, PFEFFERMINZE, MELISSE sind die wichtigsten Heilpflanzen bei allen akuten Magen-Darm-Problemen, also auch bei Übelkeit und Erbrechen. Kamilleblüten hemmen Entzündungen und lösen Krämpfe, Pfefferminzblätter stillen Brechreiz, Melisseblätter wirken beruhigend und mild krampflösend.

Melisse, Pfefferminze und Kamille sind die „Magenklassiker"

Kamille und Pfefferminz eignen sich gut als Einzeltees. Da sich alle drei Kräuter in ihrem Wirkspektrum ergänzen, können sie auch zu gleichen Teilen gemischt werden.

Wer Kamille oder Pfefferminze nicht verträgt, kann das ebenfalls mild krampflösend wirkende Gänsefingerkraut einsetzen.

Bewährte pflanzliche Fertigarzneimittel sind Iberogast und Gastritol, die die Magenmotorik normalisieren und Übelkeit bekämpfen.

Homöopathie

Je nach Ursache und Ausprägung kommen folgende Mittel in Frage:

ANTIMONIUM CRUDUM D12: Nach Durcheinanderessen.

ARSENICUM ALBUM D6/D12: Nach Verzehr von verdorbenem Fleisch, nach kalten Getränken.

CHINA D12: Bei Erbrechen in Verbindung mit starker Erschöpfung.

COCULUS D12: Ausgelöst durch Seekrankheit.

IRIS D4: Saures Erbrechen.

IPECACUANHA D4/D6: Erbrechen, das nicht erleichtert.

KREOSOTUM D6: Während der Schwangerschaft einmal täglich morgens einnehmen (in Verbindung mit Phosphorus D12 abends). Erbrechen mit Blut.

NUX VOMICA D6/D12: Nach zu viel Wein, Kaffee, Bier. Bei Reisekrankheit. In der Schwangerschaft.

PHOSPHORUS D12: In der Schwangerschaft einmal abends einnehmen (in Verbindung mit Kreosotum D6 morgens).

PULSATILLA D12: Nach fettem Essen oder Durcheinanderessen.

SEPIA LM18: In der Schwangerschaft.

TARTARUS EMETICUS D4/D6: Erbrechen, das nicht erleichtert.

KOMBINATIONSMITTEL: Das Basismittel gegen Übelkeit und Erbrechen jeglicher Ursache ist Vomitusheel. Je nach Ursache/Auslöser bieten sich zusätzlich folgende Mittel an: Nux vomica-Homaccord bei Funktionsstörungen im Magen-Darm-Trakt, Genussmittelmissbrauch; Gastricumeel bei Magenschleimhautentzündung, Duodenoheel bei Entzündung des Zwölffingerdarms; Hepeel und/oder Chelidonium-Homaccord bei Funktionsstörungen der Leber und des Galleflusses; Cocculus-Homaccord bei Reisekrankheit; Vertigoheel bei durch Schwindel bedingtem Erbrechen; Spascupreel bei Magen-Darm-Krämpfen.

Entzündung der Speiseröhre

Die häufigste Erkrankung der Speiseröhre (Ösophagus) ist eine Entzündung ihrer empfindlichen Schleimhaut: Von allen Erwachsenen in den westlichen Industrienationen, die öfter als dreimal im Monat über Sodbrennen klagen, haben etwa zehn Prozent eine Speiseröhrenentzündung (Refluxösophagitis). Noch vor einigen Jahren waren vor allem Männer über Fünfzig betroffen, inzwischen hat sich die „Altersgrenze" deutlich nach unten entwickelt.

Was sind die Symptome?

Hauptanzeichen sind Sodbrennen, ein von der Magengegend her aufsteigender brennender Schmerz, saures Aufstoßen und Schluckbeschwerden. Die Beschwerden verstärken sich beim Bücken, Husten, nach fettreichen Speisen und dem Genuss von Reizmitteln wie Kaffee und Nikotin. Treten diese Symptome nur gelegentlich nach schweren Mahlzeiten auf, muss das nicht beunruhigend sein und kann durch einfache Maßnahmen, wie sie auf der folgenden Seite aufgeführt werden, behoben werden.

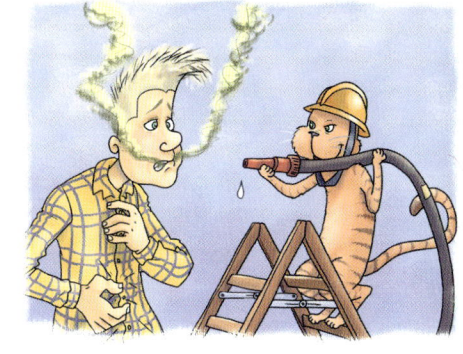

Eine Tücke dieser Krankheit liegt allerdings darin, dass Patienten mit geringen Beschwerden bereits sehr krank sein können.

Wie kommt es dazu?

Normalerweise verhindert ein Ringmuskel (Ösophagussphink-ter) direkt am Übergang von Speiseröhre und Magen, dass Speisebrei in die Speiseröhre zurückfließt. Sobald der Muskel schlecht schließt, wird der Säurerückfluss ermöglicht.

Einige Faktoren begünstigen den Vorgang beziehungs-weise verstärken die Beschwerden: Übergewicht, Rauchen, Stress, der Verzehr von fettreichen, geräucherten und frittier-ten Speisen, von Süßigkeiten, Kaffee, kohlensäurehaltigen und alkoholischen Getränken sowie verschiedene Medikamente. Dazu gehören manche Antidepressiva und Blutdruckmittel (z.B. Kalzium-Antagonisten, Alpha-Blocker), theo-phyllinhaltige Asthmamittel und krampflösende Präparate. Fragen Sie hierzu Ihren Arzt.

Eine mechanische Ursache für das Zurückflie-ßen von Magensäure kann auch die Schwanger-schaft sein, bei der die Anwendung von Naturheil-verfahren besonders wertvoll ist.

Wann zum Arzt?

Bestehen die Beschwerden trotz geeigneter Selbst-hilfe länger als zwei Wochen oder treten sie häufiger als dreimal im Monat auf, gehört die Behandlung in die Hände eines Arztes. Andernfalls können im Laufe der Zeit Komplikationen entstehen, beispiels-weise Defekte in der Speiseröhrenschleimhaut, Geschwüre in der unteren Speiseröhre am Über-gang zum Magen oder Vernarbungen der Speise-röhre, die schlimmstenfalls zu bösartigen Verände-rungen führen.

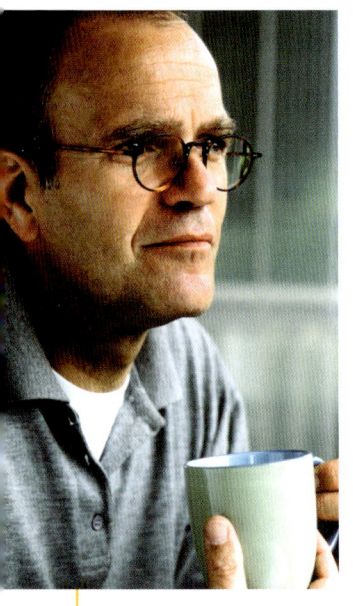

Kamillentee als erste Hilfe gegen Sodbrennen.

Was tue ich?

ERNÄHRUNG: Voraussetzung für eine Beseitigung der Beschwerden ist zunächst die Beseitigung der Auslöser. Sinnvoll ist eine Umstellung der Ernährung auf fettarm, säuream und leicht verdaulich. Das heißt: Lieber frische Gemüse, Salate, reifes Obst und Pflanzenfette als tierische Fette, Fertiggerichte und alles, was die Säurebildung – und eine generelle Übersäuerung – provoziert. Das gilt besonders für Nikotin, Alkohol, Kaffee, Schwarztee, Fruchtsäfte, Limonaden, Gebratenes, scharfe Gewürze und Süßigkeiten. Diese Maßnahmen regulieren gleichzeitig den Säure-Basen-Haushalt. Allerdings: Entscheidend ist die Bekömmlichkeit. Rohkost, die nicht verdaut wird, gärt und fördert damit die Säurebildung und den Reflux. Wichtig ist auch das Essen in Ruhe. Wer zu schnell isst, kaut nicht gründlich und speichelt nicht intensiv genug ein. Der Magen braucht länger, um den Speisebrei aufzubereiten.

Rohkost, die nicht verdaut wird, fördert Sodbrennen

Die Mahlzeiten sollten auf drei kleine Portionen über den Tag verteilt werden („Pflege des halbvollen Bauches"). Spätester Zeitpunkt für das – fettarme – Abendessen ist 18 Uhr. Fett verzögert die Entleerung des Magens.

SCHLAFEN: Gegen nächtlichen Reflux hilft ein etwa 20 Zentimeter erhöhtes Kopfende, zum Beispiel durch ein zweites Kissen.

KNEIPP-ANWENDUNGEN: Speziell bei nächtlichem Reflux und Sodbrennen hilft eine feuchtwarme Auflage (Leinentuch plus Wärmflasche). Sie beruhigt die Magennerven, senkt die Säureproduktion und fördert die Magenentleerung. Beim Insbettgehen auf den Oberbauch legen und so lange liegen lassen, bis sie abkühlt.

ERSTE HILFE: Um einen akuten Säureüberschuss zu neutralisieren und die Konzentration der Magensäure zu verdünnen, eignen sich stilles Wasser, einige rohe Kartoffelscheiben, Saft

10 Gramm NaH2PO4 (Natriumhydrogen-phosphat)
10 Gramm KHCO3 (Kaliumbicarbonat)
100 Gramm CaCO3 (Kalziumcarbonat)
80 Gramm NaHCO3 (Natriumbicarbonat)
in der Apotheke mischen lassen und ein- bis dreimal täglich 1 bis 2 TL in etwas Wasser gelöst einnehmen. Bester Zeitpunkt: eine Stunde vor dem Essen oder Schlafengehen.
Wer ein Fertigpräparat bevorzugt, kann Bullrich`s Vital nehmen, das in ähnlicher Zusammensetzung als Pulver und Tabletten erhältlich ist.

aus geraspelten Kartoffeln und Kräutertee (siehe Pflanzenheilkunde).

Früher wurde oft Natron (Natriumbicarbonat) empfohlen, das aber die Bildung von Magensäure anregen kann und dadurch die Speiseröhrenentzündung verstärkt. Heute gibt es ausgewogenere Mineralstoffmischungen, die sowohl akut als auch kurmäßig der Abpufferung überschüssiger Magensäure dienen.

Heilerde bindet Säure und Giftstoffe im Magen-Darm-Trakt und gibt gleichzeitig wertvolle Spurenelemente und Kieselsäure an die Schleimhäute ab. Für die innere Anwendung werden ein- bis dreimal pro Tag einen Teelöffel Heilerde in Wasser gelöst und eine halbe Stunde vor oder zwei Stunden nach dem Essen getrunken.

ENTSPANNUNG: Auch eine gute Balance zwischen An- und Entspannung schützt vor Übersäuerung. Das heißt: Schulen Sie Ihre Seele, um Alltagsstress und Konfliktsituationen besser zu bewältigen. Lernen Sie, regelmäßig Zeit für sich zu gewinnen. Bei einem Spaziergang, einem Saunabesuch, beim Wandern, in der Badewanne, beim bewussten Musikhören, Lesen oder auch nur beim Verbummeln der Zeit wird der „Kopf frei". Das Erlernen von Entspannungstechniken (siehe Seite 24) ist nur dann sinnvoll, wenn sich die Lebensgestaltung insgesamt umstellen lässt. Denn Autogenes Training, Tai Chi & Co. sind nicht zur Regeneration in den Ferien gedacht, sondern sollen in den Alltag integriert werden.

Pflanzenheilkunde

KAMILLE, ZINNKRAUT, SÜSSHOLZ: Reduzieren als Tee – einzeln oder gemischt – die Säurebildung und fördern die Heilung der Speiseröhrenschleimhaut.

Homöopathie

ANTIMONIUM CRUDUM D12: In Verbindung mit einer weißen, dick belegten Zunge, Völlegefühl, Alkoholunverträglichkeit, gesteigerter Reizbarkeit.

ARGENTUM NITRICUM D12: In Verbindung mit häufigem Aufstoßen, Heißhungerattacken auf Süßes, allen Anzeichen einer Überforderung.

BRYONIA D12: Starker Durst, berührungsempfindlicher Magen, cholerischer Charakter.

CAPSICUM D4: Übersäuerung, brennender Schmerz.

CARBO VEGETABILIS D6/D30: In Verbindung mit Erschöpfung, Schwäche, Blähbauch, Unverträglichkeit vieler Nahrungsmittel, Sodbrennen nach dem Essen.

IRIS D4: In Verbindung mit Speichelfluss, Übelkeit, saurem Erbrechen.

LYCOPODIUM D12: In Verbindung mit Blähungen, Völlegefühl, Heißhungerattacken auf Süßes. Das Befinden verschlechtert sich gleich nach dem Essen – besonders nach dem Verzehr von Kohl und Bohnen.

NUX VOMICA D6/D12: Die Stimmung ist reizbar, mürrisch, nörgelig. Es besteht ein Verlangen nach Genussgiften, die jedoch nicht vertragen werden.

PULSATILLA D12: Depressivität, kein Durst, nach dem Verzehr von Fett verschlimmert sich das Befinden. Pulsatilla ist besonders für Frauen geeignet.

ROBINIA PSEUDOACACIA D6: Das Mittel gegen Sodbrennen – auch in Verbindung mit gleichzeitigem Stirnkopfschmerz.

KOMBINATIONSMITTEL: Je nach Ursache und Leitsymptom eignen sich Gastricumeel bei Magenschleimhautentzündung, Spascupreel bei Krämpfen, Duodenoheel bei Zwölffingerdarmentzündung.

Reizmagen

Unter dem Begriff Reizmagen werden eine Reihe von Störungen im Oberbauch zusammengefasst, denen eines gemeinsam ist: Es gibt keine organischen Ursachen.

Was sind die Symptome?

Die Betroffenen klagen über Appetitlosigkeit oder vorzeitiges Sättigungsgefühl, Druck- und Völlegefühl im Oberbauch, saures Aufstoßen, Sodbrennen, Magenschmerzen und Magenkrämpfe sowie über Unverträglichkeit bestimmter Nahrungsmittel wie Alkohol, Kaffee, erhitzte Fette und Süßspeisen. Meist treten die Beschwerden direkt beim oder nach dem Essen auf.

Wie kommt es dazu?

Vorzeitiges Sättigungsgefühl und Magenschmerzen sind typische Signale dafür, dass etwas mit der Verdauung nicht stimmt. Meist liegt eine Störung der Magenbeweglichkeit (Motilität) vor: Die Magenmu-

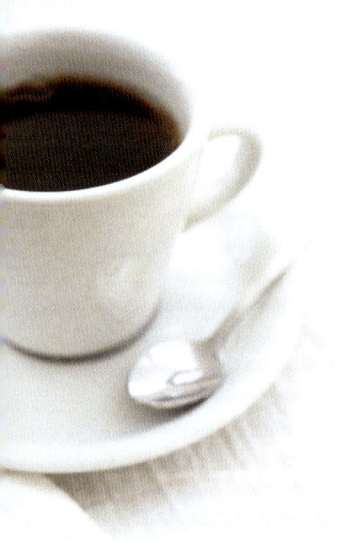

Wer einen empfindlichen Magen hat, sollte auf Kaffee verzichten.

skulatur arbeitet zu langsam. Dadurch verbleibt die Nahrung länger als normal (etwa drei Stunden) im Magen und löst Überreaktionen aus – vermehrte Magensaftproduktion, eventuell galligen Rückfluss vom Zwölffingerdarm in den Magen, sauren Rückfluss vom Magen in die Speiseröhre oder eine Überdehnung des Magens.

Ein wichtiger Risikofaktor für einen Reizmagen ist Psychostress, zum Beispiel Ängste, Hektik, mangelnde Konfliktfähigkeit, permanenter Zeitdruck.

Wann zum Arzt?

Wenn die Beschwerden länger als zwei Wochen bestehen oder wochenlang immer wiederkehren, sollten organische Ursachen wie eine akute Gastritis (siehe Seite 63), Gallensteine oder ein Geschwür (siehe Seite 88) ausgeschlossen werden.

Bei anhaltenden Magenbeschwerden zum Arzt!

Was tue ich?

ENTSPANNUNG: Der Magen braucht „Stresspuffer", Entspannungsverfahren helfen dabei. Das gilt sowohl für das Autogene Training, die Progressive Muskelentspannung nach Jacobson als auch für traditionelle asiatische Techniken wie Yoga, Qi Gong und Tai Chi. Mit täglich mindestens zehn Minuten Übung lässt sich das vegetative Nervensystem (siehe Seite 10) stabilisieren. Gleiches ist mit Ausdauersportarten wie Walking, Wandern, Rudern erreichbar. Altbewährt und schnell durchzuführen ist das fast vergessene Tischgebet, das in wenigen Sekunden die Konzentration aufs Essen lenkt und das Nervensystem von Stress auf Verdauung umschaltet.

ERNÄHRUNG: Ebenso wichtig wie die Harmonisierung des Nervensystems ist eine Neuordnung der Essgewohnheiten

Testen Sie durch Weglassen, ob Sie bestimmte Nahrungsmittel nicht vertragen

(siehe Seite 14). Individuelle Unverträglichkeiten können sich im Zusammenhang mit Alkohol (Ausnahme: nicht zu kaltes Bier in kleinen Mengen), schwarzem Kaffee und Tee, scharfen Gewürzen, Kohlgemüsen und Hülsenfrüchten einstellen.

KNEIPP-ANWENDUNGEN: Eine feuchtwarme Auflage (Leinentuch plus Wärmflasche) vor dem Essen und ein Spaziergang danach verbessern die Verdauung und beruhigen die Magennerven.

ERSTE HILFE: Heilerde bindet Säure und Giftstoffe im Magen-Darm-Trakt und gibt gleichzeitig wertvolle Spurenelemente und Kieselsäure an die Schleimhäute ab. Für die innere Anwendung ein- bis dreimal pro Tag einen Teelöffel Heilerde in Wasser lösen.

Pflanzenheilkunde

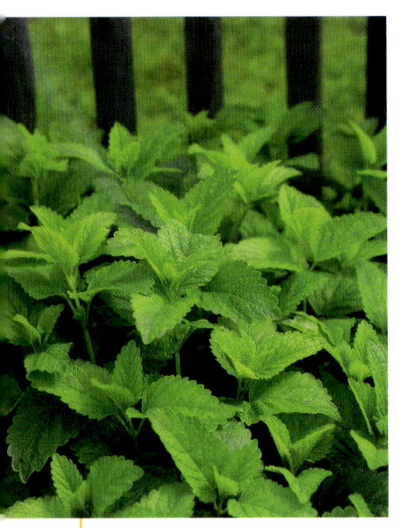

Melissa officinalis, Melisse

KAMILLEBLÜTEN: Hemmen Entzündungen und lösen Krämpfe.

PFEFFERMINZBLÄTTER: Lösen Krämpfe an der glatten Muskulatur des Verdauungstrakts und verhindern Gärungen.

MELISSEBLÄTTER: Wirken beruhigend und lösen Krämpfe. Die Kombination mit anderen beruhigend wirkenden Pflanzen ist sinnvoll.

PFLANZLICHE FERTIGARZNEIMITTEL: Iberogast und Enteroplant fördern die Verdauung und wirken krampflösend. In Iberogast sind die neun Heilpflanzen Angelika, Bittere Schleifenblume, Kamille, Kümmel, Mariendistel, Melisse, Pfefferminze, Schöllkraut und Süßholz kombiniert. Enteroplant enthält Kümmel- und Pfefferminzöl.

Homöopathie

Da der Reizmagen ähnliche Probleme bereitet wie eine akute Gastritis, können grundsätzlich die gleichen Homöopathika verwendet werden (siehe Seite 67).

KOMBINATIONSMITTEL: Neben den speziellen Magenmitteln wie Gastricumeel, Nux vomica-Homaccord sowie gegebenenfalls Isostoma sind Spascupreel oder Atropinum compositum bei Krämpfen und vor allem Nervoheel, Ypsiloheel oder Ignatia Homaccord bei stressbedingten Auslösern angezeigt.

Akute Magenschleimhautentzündung

Eine Magenschleimhautentzündung (Gastritis) kann sowohl akut als auch chronisch auftreten. Beide Formen stellen ein jeweils eigenständiges Krankheitsbild dar, die jedoch eine Gemeinsamkeit haben: Die schützende Funktion der Magenschleimhaut ist partiell zerstört.

Was sind die Symptome?

Besonders nach dem Essen entstehen dumpfe oder krampfartige Schmerzen im mittleren Oberbauch, mit Druckempfindlichkeit, Übelkeit, Brechreiz, eventuell Sodbrennen. Die Zunge ist weißlich belegt. Bei schweren Magenschleimhautschäden kommt es zu blutigem Erbrechen oder Blut im Stuhl. Die Farbe des Blutes ist beim Erbrechen direkt nach Beginn einer Blutung hellrot, bei später einsetzendem Erbrechen schwarzbraun. Wird Blut mit dem Stuhl ausgeschieden, so ist dieser schwarz verfärbt und klebrig („Teerstuhl").

Die Magenschleimhaut versagt

Wie kommt es dazu?

Normalerweise schützen verschiedene Faktoren die Magenschleimhaut vor dem Angriff der ätzenden Magensäure, zum Beispiel die so genannte Schleimhautbarriere. Diese Mechanis-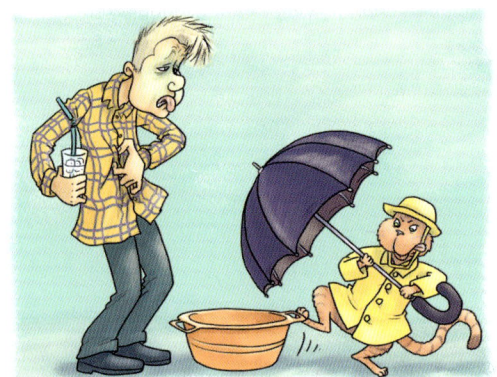men sind bei einer akuten Gastritis gestört, so dass die Magensäure direkt auf die Schleimhautzellen einwirken kann. Neben Infektionen, die sich häufig zur akuten Magen-Darm-Entzündung (Gastroenteritis) ausweiten und dann zu Durchfällen führen können, können Ernährungsfehler, kalte Getränke, ein Übermaß an Alkohol oder Medikamente wie Schmerz- und Rheumamittel, Kortikoide oder Eisenpräparate für eine akute Gastritis verantwortlich sein. Auch psychische Probleme und Belastungen wie starker beruflicher Stress sind nicht selten die Auslöser und führen über eine gesteigerte Magensäureproduktion zu entsprechenden Entzündungserscheinungen.

Wann zum Arzt?

Jeder sehr heftige Oberbauchschmerz, der nicht in Kürze abnimmt, gehört ärztlich abgeklärt. Das Gleiche gilt für weniger heftige Beschwerden, die länger als zwei Wochen anhalten. Dann sollte auch jede Selbstmedikation unterbleiben. Bei Bluterbrechen oder Teerstühlen muss sofort ein Arzt aufgesucht werden.

Was tue ich?

FASTEN: Wichtigste Maßnahme, bis die Symptome abgeklungen sind. Dann kommt es im allgemeinen zur schnellen Selbstheilung. Unterstützend reichlich Kräutertee (siehe Pflanzenheilkunde) trinken. Anschließend mit reizarmer Kost langsam wieder aufbauen. Diese sollte aus Zwieback, Gemüsebrühe, Hafer- und Kartoffelbrei, eventuell etwas gedünstetem Gemüse und säurearmem Obst (z.B. Bananen, Melonen, Aprikosen) bestehen.

KNEIPP-ANWENDUNGEN: Je nach Intensität und Ausprägung der Gastritis können feuchtwarme oder feuchtkalte Wickel die Beschwerden lindern (siehe Seite 23). In jedem Fall sollte der Patient ruhen.

ERSTE HILFE: Heilerde bindet Säure und Giftstoffe im Magen-Darm-Trakt und gibt gleichzeitig wertvolle Spurenelemente und Kieselsäure an die Schleimhäute ab. Für die – in diesem Fall kurzfristige – innere Anwendung zwei- bis dreimal pro Tag einen Teelöffel Heilerde in Wasser lösen.

Um den akuten Säureüberschuss zu neutralisieren und die Konzentration der Magensäure zu verdünnen, eignet sich auch eine basische Mineralstoffmischung aus der Apotheke (z.B. Bullrich´s Vital) oder die Basenmischung nach Sander (siehe Seite 58).

Wickel und reizarme Kost lindern die Beschwerden

Pflanzenheilkunde

GERBSTOFFE: In der Medizin werden Gerbstoffe auch Tannine genannt und als zusammenziehende Mittel (Adstringentien) verwendet. Zusätzlich wirken sie antibakteriell, blutstillend, entzündungshemmend, austrocknend. Innerlich angewendet beruhigen Gerbstoffe auch die Magenschleimhaut.

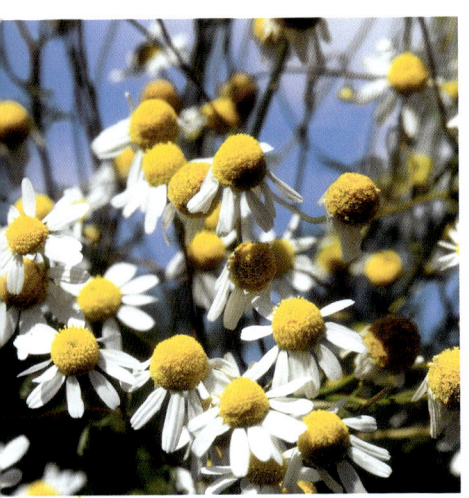

Chamomilla recutita, Kamille

Gerbstoffe finden sich in allen unfermentierten Teesorten und in grünem Tee. Bei den Heilpflanzen sind sie vor allem in Ahornrinde, Eichenrinde, Blutwurz, Gewürznelken, Heidelbeeren, Frauenmantel-, Gänsefinger- sowie Odermennigkraut enthalten.

KAMILLEBLÜTEN: Sind *das* Heilkraut bei Gastritis, wirken entzündungshemmend und krampflösend und können sowohl allein als auch in Kombination mit Pfefferminz- oder Melisseblättern als dünn aufgegossener Tee getrunken werden (ein gehäufter Teelöffel auf einen Liter Wasser, fünf Minuten ziehen lassen).

Auch eine 20-minütige Rollkur mit Kamille hat sich bewährt: Abends zwei Esslöffel Kamilleblüten mit zwei Tassen heißem Wasser übergießen, nach zehn Minuten abseihen, den Sud in eine Thermoskanne füllen und ans Bett stellen. Morgens vor dem Aufstehen den Tee trinken, dann jeweils fünf Minuten auf den Rücken, die rechte Seite, den Bauch und die linke Seite „rollen".

MELISSEBLÄTTER: Beruhigen die Magennerven und können pur oder in Kombination als Tee getrunken werden. Ein entsprechendes Fertigarzneimittel ist Gastrovegetalin.

SCHAFGARBENKRAUT: Mit Bitter- und Gerbstoffen, wirkt antibakteriell, krampflösend, entzündungshemmend und blutstillend.

SÜSSHOLZWURZEL: Der Süßholzwurzel werden wegen ihrer zahlreichen therapeutisch wirksam Inhaltsstoffe (z.B. Saponine, Flavonoide, Cumarine) eine ganze Reihe von Wirkungen zugeschrieben. Am besten untersucht ist ihr Effekt auf Magen- oder Darmgeschwüre: Sie fördert die Abheilung beziehungsweise wirkt prophylaktisch, indem sie die Schleimhaut schützt.

Homöopathie

ACIDUM SULFURICUM D3/D6: In Verbindung mit saurem, bitterem Aufstoßen.

ARGENTUM NITRICUM D12: Bei Nervosität.

BELLADONNA D3/D4/D6/D30: Krampfartige Schmerzen kommen und gehen, der Magen ist plötzlich überempfindlich.

CHINA D4: Es besteht ein Druck- und Völlegefühl, starke Blähungen, Aufstoßen bessert nicht.

COLCHICUM D4/D6: Es besteht Appetit auf bestimmte Speisen, beim Sehen und Riechen entsteht jedoch Ekel.

IGNATIA D4/D6: Aus Kummer und Sorge, Widerspruch wird nicht ertragen.

LYCOPODIUM D3/D4/D6: In Verbindung mit Heißhunger, einem Sättigungsgefühl nach wenigen Bissen, Blähungen, saurem Aufstoßen, Erbrechen.

NUX VOMICA D6/D12: In Verbindung mit einer weiß belegten Zunge, Magendruck, Reizbarkeit, Verlangen nach Genussgiften wie Alkohol und Nikotin.

PHOSPHORUS D6/D12: Der Magen ist druckempfindlich, es besteht starkes Sodbrennen, Hungerschmerz.

KOMBINATIONSMITTEL: Das wichtigste Komplexmittel bei Gastritis ist Gastricumeel. Es kann bei Funktionsstörungen des Magen-Darm-Trakts, bei Übelkeit und Brechreiz um Nux vomica-Homaccord ergänzt werden. Kommt es zu Krämpfen, bieten sich Spascupreel oder Atropinum compositum an. Bei Übersäuerung wirkt Duodenoheel.

Chronische Magenschleimhautentzündung

Je nach Ursache lassen sich drei Formen der chronischen Magenschleimhautentzündung (chronische Gastritis) unterscheiden: die Gastritis vom Typ A (autoimmun), B (bakteriell) und C (chemisch). Typ A tritt nur sehr selten auf.

Was sind die Symptome?

Eine chronische Gastritis bereitet meist wenig Beschwerden und kann sogar völlig symptomlos verlaufen. Aufmerksam sollte ein Widerwille beziehungsweise eine Unverträglichkeit gegen bestimmte Speisen – zum Beispiel gegen erhitzte Fette – machen, ebenso ein länger anhaltender Magendruck und Völlegefühl nach dem Essen.

Wie kommt es dazu?

Als Ursachen für eine Gastritis vom Typ A gelten Störungen des Immunsystems, die zu einer Rückbildung der Magenschleimhaut führen und die Säureproduktion hemmen.

Eine Besiedelung mit dem Bakterium Helicobacter pylori gilt als Ursache für Typ B. Inzwischen gibt es auch Hinweise darauf, dass diese Infektion die Entwicklung von Magenkrebs begünstigt. Da die Magenschleimhaut ihre schützende Funktion meines Erachtens jedoch schon vorher zum Teil verloren

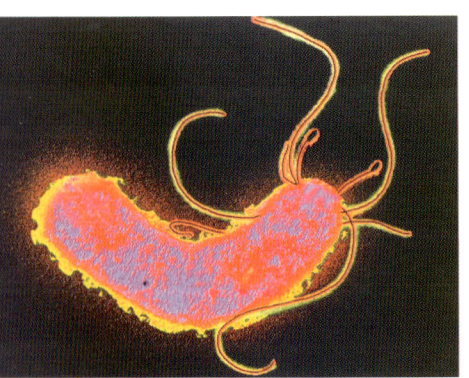

Häufig nachgewiesenes Bakterium bei Magenschleimhautentzündung: Helicobacter pylori

hat, sollte dieser Umstand ebenfalls den Ursachen zugerechnet werden. Dennoch: Nicht jede Besiedelung mit Helicobacter pylori macht automatisch krank. Hier kommt es auf die Auslöser an. Als wichtige Risikofaktoren gelten Stress, Nikotin, Alkohol.

Für die Entwicklung des Typ C sind Genussgifte wie Alkohol und Nikotin (die geschluckten Reizstoffe und Teer), sehr heiße oder sehr kalte Nahrung oder Getränke, schwer Verdauliches, sehr Scharfes und Salziges verantwortlich. Ergänzen lässt sich die Liste um Medikamente wie Schmerz- und Rheumamittel (wie Acetylsalicylsäure und Diclofenac) und Eisenpräparate. Eine weitere Ursache ist die chronische Herzschwäche (Stauungsgastritis).

Ohne Umstellung der Lebensweise lässt sich die chronische Gastritis nicht heilen

Wann zum Arzt?

Wenn sich die Beschwerden unter einer Selbstbehandlung binnen zwei Wochen nicht bessern. Ein Magen- oder Zwölffingerdarmgeschwür (siehe Seite 88) oder gar eine Tumorerkrankung müssen ausgeschlossen werden.

Was tue ich?

RISIKOFAKTOREN MEIDEN: Verzichten Sie konsequent auf alles, was die Beschwerden verschlechtert oder als Ursache infrage kommt.

ERNÄHRUNG: Sinnvoll ist eine Änderung der Esskultur. Ideal: Essen mit Zeit und in Ruhe, maximal drei Mahlzeiten pro Tag, Nahrung durch intensives Kauen gut einspeicheln und abends nicht zu viel und nicht nach 18 Uhr essen. Während der Mahlzeit nichts trinken.

KNEIPP-ANWENDUNGEN: Feuchtwarme Leibauflagen oder

kalte Lendenwickel wirken krampflösend, durchblutungs-, verdauungsfördernd und entgiftend.

ENTSPANNUNG: Verfahren wie Autogenes Training und Progressive Muskelentspannung nach Jacobson (Seite 25) harmonisieren die Kommunikation zwischen dem zentralen und dem enteralen Nervensystem des Magen-Trakts – und damit auch die Magentätigkeit (Seite 8).

Pflanzenheilkunde

KALMUSWURZEL: Als aromatisches Bittermittel wirkt Kalmus vorrangig im Magen-Darm-Bereich – und dort vor allem krampflösend. Darüber hinaus regt Kalmus die Magensaftabsonderung und den Gallefluss an. Es sind nur Präparate aus der Apotheke geeignet.

SCHAFGARBENKRAUT: Enthält ein ätherisches Öl mit Inhaltsstoffen, die mit denen der Kamille zum Teil identisch sind. Entsprechend ähneln sich auch die Wirkungen und Anwendungsgebiete: Bei Appetitlosigkeit und leichten, krampfartigen Beschwerden der Verdauungsorgane wirkt ein Tee entzündungshemmend, krampflösend, antibakteriell und fördert die Gallesekretion. Alternativ können Kamilleblüten, Melisseblätter, Pfefferminzblätter, Kalmuswurzel oder eine Teemischung aus allen vier Heilpflanzen (jeweils 25 Gramm) verwendet werden ein Teelöffel pro Tasse, mit heißem Wasser aufgießen und fünf bis zehn Minuten ziehen lassen. Täglich zwei bis vier Tassen trinken.

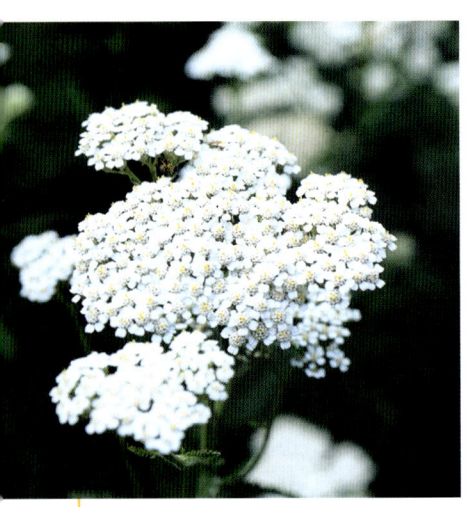

Achillea millefolium, Schafgarbe

Homöopathie

Es können grundsätzlich ähnliche Mittel eingesetzt werden wie bei der akuten Gastritis (siehe Seite 67). Zusätzlich bietet sich ein Mittel an, das sich besonders bei chronischer Gastritis bewährt hat:

ANTIMONIUM CRUDUM D4/D6: Die Zunge ist weiß belegt, der Magen fühlt sich überladen an, Erbrechen erleichtert nicht.

KOMBINATIONSMITTEL: Wie bei der akuten ist auch bei der chronischen Gastritis Gastricumeel das Hauptmittel. Bei Funktionsstörungen im Magen-Darm-Trakt wird die Einnahme von Nux vomica-Homaccord empfohlen, bei Schleimhautschwellungen Lymphomyosot.

Magen-Darm-Krämpfe

Als Magen-Darm-Krämpfe (Koliken) werden Schmerzen bezeichnet, die durch wiederholte Muskelverkrampfungen im Bereich des Magens, des Darms oder der Gallenwege entstehen. Wir haben es hier nicht mit einer eigenständigen Erkrankung zu tun, sondern mit einem Symptom. Koliken treten zum Beispiel im Rahmen einer Gastritis (siehe Seite 63), einer Darmentzündung oder eines Darmverschlusses auf. Sie können ebenfalls auf eine Gallenblasenentzündung oder Gallensteine hinweisen.

Was sind die Symptome?

Während Patienten mit Nierenkoliken dazu neigen, sich ständig zu bewegen und umherzulaufen, haben Menschen mit Gal-

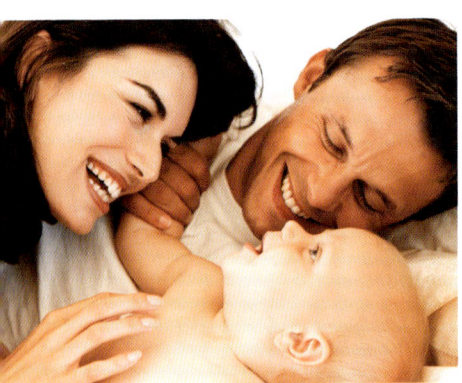

Auch die Kleinsten werden manch-mal von Krämpfen geplagt.

len-, Magen- oder Darmkoliken das Bedürfnis sich ganz ruhig hinzulegen, die Beine anzuziehen und die Hände auf den Bauch zu pressen.

Schon Säuglinge können unter Magen-Darm-Koliken, den so genannten Dreimonatskoliken, leiden. Diese treten gehäuft bei Jungen eine halbe Stunde nach den Mahlzeiten und in den späten Nachmittagsstunden auf. Das Kind beginnt ganz plötzlich zu schreien, zieht die Beine an, bekommt einen hochroten Kopf und lässt sich oft mehrere Stunden nicht beruhigen. Der Bauch ist prall gewölbt. Die Schreiattacken hören erst auf, sobald die Luft abgegangen ist.

Wie kommt es dazu?

Bei Erwachsenen reizen Entzündungen der Schleimhaut die Muskulatur oder Hindernisse wie Gallen- oder Kotsteine, die der Körper mit aller Gewalt Richtung Ausgang befördern möchte.

Die Koliken von Säuglingen haben ihre Ursache in starken Blähungen. Nach der Geburt ist der Magen-Darm-Trakt noch unreif, seine vollständige Funktionsfähigkeit entwickelt sich erst während des ersten Lebensjahrs. Diese Unreife kann durch verschiedene Faktoren zur vermehrten Luftbildung führen:

▶ Bei gestillten Kindern kann es an der Ernährung der Mutter liegen.

▶ Durch zu hastiges Trinken, ein zu großes Saugloch in der Flasche und Schreien schluckt der Säugling viel Luft, die in den Darm gelangt.

▶ Auch eine Unverträglichkeit von Eiweißen der Milch kann eine stärkere Gasbildung auslösen.

Wann zum Arzt?

Bei Erwachsenen sollten heftige Bauchkrämpfe stets Anlass sein, einen Arzt zu verständigen, da sich eine lebensbedrohliche Erkrankung dahinter verbergen kann, zum Beispiel ein Darmverschluss.

Was tue ich?

FASTEN: Während der Krämpfe wird wohl jeder instinktiv auf Nahrungszufuhr verzichten, was im Sinne der Schonung auch genau richtig ist. Warme Tees können jedoch schluckweise getrunken und so mit der krampflösenden Wirkung der Pflanzen kombiniert werden (siehe Pflanzenheilkunde).

KNEIPP-ANWENDUNGEN: Die schnellste und einfachste krampflösende Maßnahme ist die feuchtwarme Auflage (Leinentuch plus Wärmflasche).

Sehr angenehm ist ein Heublumensack: Heublumen sind die Blüten verschiedener Wiesengräser, die nach dem Schnitt das Heu bilden. In der Apotheke gibt es fertige Säckchen zu kaufen, sie sehen aus wie große Teebeutel. Den Heusack kann man selbst herstellen, indem man getrocknete Heublumen in ein Leinensäckchen füllt und in Wasserdampf erhitzt: Man stellt eine Schüssel mit Wasser in den Backofen und legt den Heusack auf einen Gitterrost über der Schüssel. Oder man gibt ihn in einen großen Topf mit kochendem Wasser, in den man einen siebähnlichen Einsatz, wie er zum Dünsten von Gemüse verwendet wird, gestellt hat. Die Packung legt man auf die Stelle, auf der sie am angenehmsten ist.

Als Heublumen bezeichnet man Blüten, Früchte und Blätter von Wiesengräsern

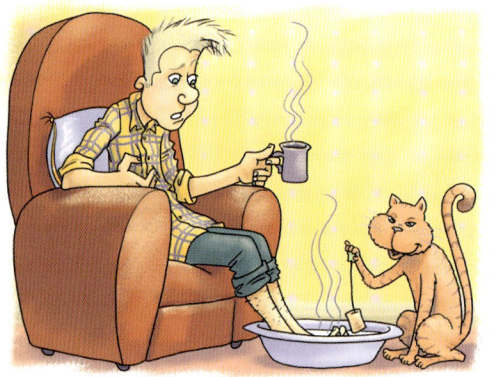

! Wer die Wärme nicht verträgt, sollte umgehend den Hausarzt informieren. Reaktionen wie zunehmende Schmerzen können auf ein entzündliches Geschehen hinweisen, zum Beispiel auf eine Blinddarmentzündung. Patienten, die zu Koliken neigen, haben häufig kalte Füße. Um den Stoffwechsel und die Hautdurchblutung zu verbessern, eignen sich ansteigende Fußbäder. Dazu stellt man ein etwa 30 Zentimeter hohes Gefäß in die Badewanne oder Dusche und füllt es mit lauwarmem Wasser. Dann stellt man beide Füße hinein und lässt langsam, über 15 bis 20 Minuten, heißes Wasser zulaufen. Um die Wirkung zu verstärken, kann man dem Wasser einen Badezusatz wie Rosmarin zufügen und den Körper in eine Decke hüllen. Patienten mit ausgeprägten Krampfadern sollten auf diese Anwendung allerdings lieber verzichten.

FÜR BABYS BAUCH: Ein feuchtwarmes Tuch auf dem Bauch hilft ebenso wie eine sanfte Bauchmassage im Uhrzeigersinn oder der „Fliegergriff": Sie legen das Kind auf den Bauch, schieben den linken Unterarm unter seine Brust, den rechten Unterarm zwischen den Beinen hindurch unter den Bauch und tragen es so umher.

Neuraltherapie

Die Neuraltherapie nach Huneke ist, kurz gesagt, eine Art Akupunktur mit Spritze und einem örtlich betäubenden Mittel (Lokalanästhetikum). Zwei der wichtigsten „Grundwirkstoffe" heißen Procain und Lidocain. Bei Koliken kann ein in der Neuraltherapie ausgebildeter Arzt das Komplexhomöopathikum Spascupreel plus eventuell Procain in den Krampfbereich injizieren. Auf diese Weise können sich Koliken schneller und schonender stoppen lassen als mit chemischen Medikamenten.

Pflanzenheilkunde

ERDRAUCHKRAUT: Hat leicht krampflösende Effekte im oberen Verdauungstrakt, besonders im Bereich der Gallenwege und -blase.

KAMILLEBLÜTEN: Wirken ebenfalls krampflösend und gleichzeitig antientzündlich.

SCHÖLLKRAUT: Die Inhaltsstoffe wirken leicht krampflösend auf die Magen-Darm- und Gallemuskulatur und regen den Gallefluss an. Als Tee kann Schöllkraut mit Kamilleblüten, Pfefferminzblättern, Kümmel, Fenchelfrüchten oder Erdrauchkraut kombiniert werden.

FENCHEL: Purer Fencheltee ist gut gegen Bauchkrämpfe bei Säuglingen. Er nimmt den Schmerz und wirkt gleichzeitig entblähend.

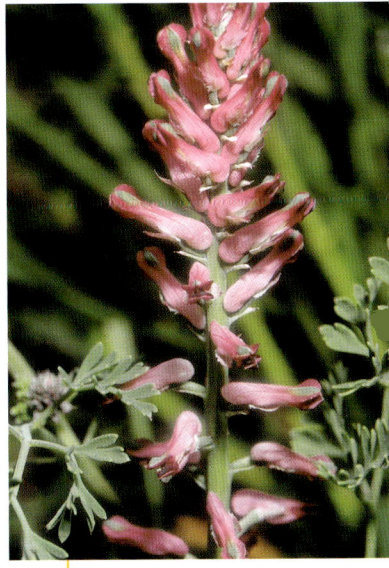

Fumaria officinalis, Erdrauch

Kamille, Erdrauch und Schöllkraut wirken krampflösend

Homöopathie

BELLADONNA D30: In Verbindung mit der Begleiterscheinung „Besserung beim Zurückbeugen".

CHAMOMILLA D30: In Verbindung mit Reizbarkeit, Nervosität und Überempfindlichkeit. Hauptmittel gegen Dreimonatskoliken und gegen den Zahnungsschmerz.

COLOCYNTHIS D4: Koliken bessern sich durch Wärme und Zusammenkrümmen. Auch bei Dreimonatskoliken.

CUPRUM METALLICUM D6/D30/D200: Der Schmerz kommt plötzlich, ist heftig und kehrt wieder.

MAGNESIUM PHOSPHORICUM D6/D30: In Verbindung mit einem wellenförmigen, stechenden und schneidenden Schmerz, der sich beim Zusammenkrümmen bessert. Gegen Dreimonatskoliken.

NUX VOMICA D4: Bei allgemeiner Neigung zu Krämpfen, auch bei krampfartiger Verstopfung und bei Dreimonatskoliken.

TABACUM D30: In Verbindung mit Übelkeit, Blässe, Schwäche, Hinfälligkeit, Kollaps.

TARTARUS EMETICUS D30: Bei Übelkeit, kaltem Schweiß, Kreislaufversagen, Hinfälligkeit.

ZINCUM VALERIANICUM D30: Bei Nervosität und psychischer Überlastung.

KOMBINATIONSMITTEL: Die beiden Hauptmittel bei Magen-Darm-Krämpfen sind Spascupreel und Atropinum compositum. Bei Kollapsneigung und Schwächegefühlen hilft Veratrum-Homaccord, bei Funktionsstörungen im Magen-Darm-Trakt Nux vomica-Homaccord.

Blähungen

„Luft im Bauch", also die Ansammlung von Gasen im Darm, die später als „Winde" abgehen, sind bis zu einem gewissen Maß völlig natürliche Vorgänge – lästige zwar und nicht selten ziemlich unangenehm. Im Allgemeinen aber sind Blähungen nicht bedrohlich.

Was sind die Symptome?

Im Übermaß gebildete oder durch einen trägen Darm nicht „ordnungsgemäß" weiterbewegte Gasansammlungen können sich durch Druck- und Völlegefühl, manchmal mit einem aufgetriebenen Oberbauch bemerkbar machen. Die Beschwerden reichen von leichtem Ziehen bis zum krampfartigen Schmerz. In schweren Fällen kann der Bauch so stark aufgebläht sein, dass Kurzatmigkeit und „Seitenstechen" hinzukommen. Herzbeschwerden und Rhythmusstörungen können entstehen, wenn die Gase das Zwerchfell hochdrücken und das Herz einengen.

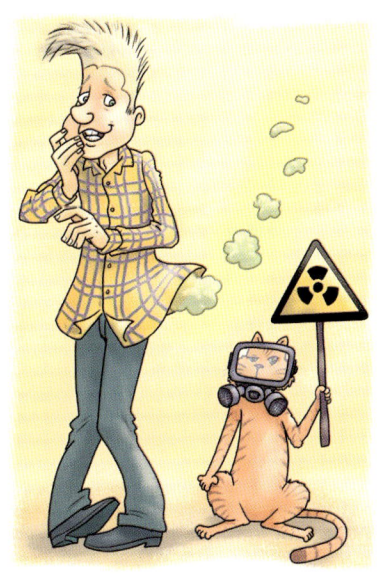

Wie kommt es dazu?

Der Dickdarm ist von Natur aus mit unterschiedlichsten Bakterienarten besiedelt, deren Verhältnis zueinander sehr fein ausbalanciert ist und die in Art und Menge durch unsere Ernährungsweise beeinflusst werden. Diese Bakterien verstoffwechseln einen Teil der Nahrungsbestandteile, die der Körper bis dahin nicht verwerten konnte. Wer also Ballaststoffe und blähende Speisen (Hülsenfrüchte, Kohl, frisches Brot, Zwiebeln) nicht gewohnt ist oder im Übermaß konsumiert, wird möglicherweise über Blähungen klagen, da eine solche Kost vermehrt Gase bildet.

Gase können sich auch durch Luftschlucken im Darm sammeln, zum Beispiel bei hastigem Essen und Psychostress (z.B.

Ärger, Angst). Oder durch Veränderungen der Darmflora, was nach einer Darmoperation, im Rahmen einer Antibiotikatherapie oder durch Fehlbesiedelung mit Bakterien oder Pilzen häufig ist.

Weitere denkbare Ursachen sind Nahrungsmittel-Unverträglichkeiten, Bewegungsmangel, Fehlfunktionen der Verdauungssaft produzierenden Organe Leber, Galle und Bauchspeicheldrüse sowie Verstopfung (siehe Seite 99).

Bei Senioren sind schlecht sitzende Gebissprothesen nicht zu unterschätzen, sie verhindern richtiges Kauen und führen zu Verdauungsstörungen.

Schlechtes Kauen verursacht Verdauungsstörungen und Blähungen

Wann zum Arzt?

Wenn trotz Umstellung der Lebensgewohnheiten wochenlang immer wieder Blähungen auftreten. Kommt es in Verbindung mit Blähungen zu Herzbeschwerden, muss ebenfalls ein Arzt zum Ausschluss organischer Ursachen aufgesucht werden.

Was tue ich?

ERNÄHRUNG: Bei Gärungs- und Fäulnisprozessen ist es sinnvoll, die Verdauung durch eine Umstellung der Ernährungsgewohnheiten zu entlasten. Ideal: Essen mit Zeit und in Ruhe, maximal drei Mahlzeiten pro Tag, Nahrung durch intensives Kauen gut einspeicheln und nach 18 Uhr weder zu spät, noch zu viel oder zu fett essen. Wichtig ist auch eine schonende Zubereitung (dünsten statt braten oder frittieren). Nicht zu viel schwer verdauliche Rohkost und grobes Vollkorn erleichtert die Verdauung zusätzlich. Eine an Pflanzenfasern und Ballaststoffen reiche Kost liefert dem Darm zwar bestes Material, fordert jedoch Arbeit von ihm. Ein Darm, der gesund ist und gewohnt ist, möglichst rohes Gemüse, Obst und Vollkornprodukte zu verarbeiten, wird auch mit dem unvermeidlichen Anfall von Gasen keine Probleme haben. Ist er es nicht, so können sich die Beschwerden erst einmal verstärken. Veränderungen sollten daher langsam eingeleitet werden. Hilfreich ist eine gezielte Auswahl der Nahrungsmittel, das gilt zum Beispiel für tierisches Eiweiß und Zucker. Beides begünstigt die Entstehung schwefelhaltiger, übelriechender Gase, Zucker ist vor allem in Kombination mit Ballaststoffen tückisch.

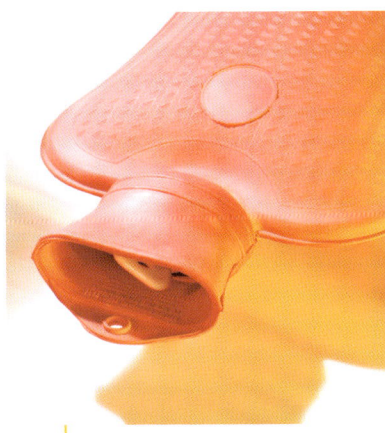

Einfachste Maßnahme gegen Bauchkrämpfe: Wärme.

Wer auf bestimmte blähende Speisen nicht verzichten möchte, kann die Bekömmlichkeit durch Heilkräuter wie Estragon, Koriander oder Kümmel verbessern.

KNEIPP-ANWENDUNGEN: Die schnellste und einfachste krampflösende Maßnahme ist die Wärmflasche. Sie lindert Verkrampfungen, regt die Durchblutung und Verdauungstätigkeit an.

ENTSPANNUNG: Wie wär's mit einer Bauchmassage oder einem Bad mit einer „Vier-Öle-Mischung": In 50 Milliliter Johanniskrautöl fünf Tropfen Muskatellersalbeiöl, drei Tropfen Estragonöl und fünf Tropfen Lavendelöl verrühren.

MIKROBIOLOGISCHE THERAPIE: Gegen Blähungen im Zusammenhang mit einer gestörten Darmflora wurde in der Mikrobiologischen Medizin (siehe Seite 34) eine „Kur" entwickelt, die fünf bis acht Monate dauert und nach einem Stufenschema durchgeführt wird:

Blähungen werden durch eine gestörte Darmflora begünstigt

1. Vorbereitung: Zur Entgiftung des Magen-Darm-Trakts dreimal täglich einen Teelöffel Heilerde (in einem Glas Wasser gelöst) 30 Minuten vor den Mahlzeiten einnehmen. Dauer: Ein bis zwei Wochen.

2. Zwischenphase: Dreimal täglich zehn bis 20 Tropfen Pro-symbioflor oder zweimal täglich eine Kapsel Omniflora. Dauer: Vier bis sechs Wochen.

3. Aufbautherapie: Zweimal täglich zehn bis 20 Tropfen Symbioflor 1 oder einmal täglich morgens zwei Kapseln Muta-flor. Dauer: Drei bis sechs Monate.

ENZYME: Kommt es infolge mangelnder Verdauungskraft zu Blähungen, was bei älteren Menschen oft der Fall ist, eignen sich neben den unten genannten Heilpflanzen auch Verdau-ungsenzyme. Diese werden entweder aus der Ananas (z. B. Nor-tase) oder aus der Bauchspeicheldrüse von Schweinen (z.B. Pan-kreon) gewonnen. Einnahme: jeweils ein bis zwei Kapseln zu den Mahlzeiten.

Pflanzenheilkunde

FENCHEL, KÜMMEL, ANIS: Diese drei wichtigsten Heilpflanzen gegen Blähungen können auf verschiedene Weise angewendet werden. Die einfachste Art ist ein zu gleichen Teilen gemisch-ter Tee: Ein Teelöffel mit einer Tasse heißem Wasser übergie-ßen, zehn Minuten ziehen lassen und drei- bis viermal täglich, eventuell auch öfter, eine Tasse trinken.

„DREI-WINDE-MISCHUNG": Eine andere Möglichkeit ist ein Mix der ätherischen Öle dieser drei Pflanzen. Ein bis zwei Trop-fen pro Öl auf einen Esslöffel Olivenöl oder etwas Brot wirken Wunder. Verwenden Sie kein Wasser, da sich die Öle darin nicht lösen.

BITTERSTOFFE: Viele Arzneipflanzen enthalten Bitterstoffe, die zunächst den Speichel- und Magensäurefluss anregen, dann die Leber und Bauchspeicheldrüse zur Bildung von Galle und Fermenten aktivieren. Auf diese Weise schafft ein bitterer Tee die körperlichen Voraussetzungen für die Stimulation eines trägen Darms und damit für eine gute Verdauung. Die wirksamsten Vertreter heißen Benediktenkraut, Gelbe Enzianwurzel, Löwenzahnwurzel und -kraut, Schafgarbe, Tausendgüldenkraut und Wermutkraut.

SCHARFSTOFFE: Verschiedene Pflanzen enthalten so genannte Scharfstoffe, auf die die Wärme-, Kälte- oder Schmerzrezeptoren in der Haut sofort reagieren. Ähnlich wie Bitterstoffe regen Scharfstoffe bei innerer Anwendung die Speichel-, Galle- und Magensaftsekretion und die Darmbewegungen an. Beispiele sind Ingwer, Galgantwurzel, Artischockenblätter, Curcumawurzel und Schöllkraut.

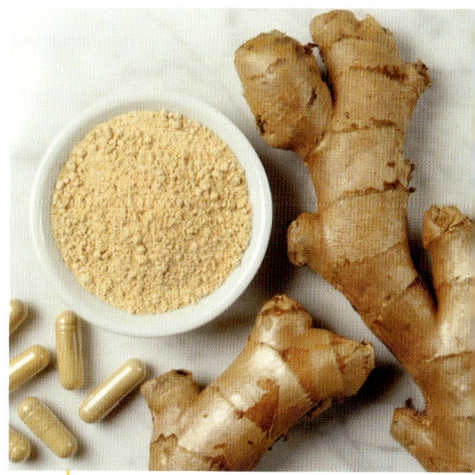

Zingiber officinale, Ingwer

Homöopathie

Je nach Ursache und Art der Blähungen, deren zeitlichem Auftreten und Zusammenhang mit Essgewohnheiten bieten sich folgende Mittel an:

ARGENTUM NITRICUM D12: In Verbindung mit drückendem, brennendem Magenschmerz, Aufstoßen, Gähnzwang, Angst, Reizbarkeit, Abmagerung, Besserung durch Essen und dem Verlangen nach Speisen, die nicht vertagen werden.

ASA FOETIDA D4/D6: Bei linksseitigem Magendruck und explosivem Aufstoßen, übel riechenden Sekreten, Kloßgefühl im Hals

CHAMOMILLA D30: Überempfindliche, leicht reizbare und nervöse Menschen. Für Säuglinge bei Koliken und gegen den Zahnungsschmerz.

CARBO VEGETABILIS D6/D30: In Verbindung mit Erschöpfung, Schwäche, Blähungen, Unverträglichkeit vieler Nahrungsmittel und einem brennenden Schmerz, Verschlechterung eine halbe Stunde nach dem Essen.

CHINA D4: Es bestehen ein Druck- und Völlegefühl, starke Blähungen. Aufstoßen bessert das Befinden nicht.

LYCOPODIUM D4: In Verbindung mit einem stark aufgetriebenen berührungsempfindlichen Leib, Verdauungsschwäche, Koliken von 16 bis 20 Uhr, Reizbarkeit. Wärme verschlechtert das Befinden.

MAGNESIUM CARBONICUM D6: Bei chronischen Magen-Darm-Katarrhen, Krampfneigung, Übererregbarkeit, Misslaunigkeit und einem Widerwillen gegen Fleisch und Milch.

MANDRAGORA EX RADICE D6/D12: In Verbindung mit Völlegefühl, Aufstoßen, nächtlichen Koliken. Wärme und Essen bessert das Befinden.

NUX MOSCHATA D4: Der Leib ist aufgetrieben, es bestehen kolikartige Schmerzen, Druck aufs Herz, Ekel vor Speisen, Wechsel zwischen Durchfall und Verstopfung.

NUX VOMICA D4: Bei belegter Zunge, Magendruck, Reizbarkeit, Verlangen nach Genussgiften wie Alkohol und Nikotin, die nicht vertragen werden, Koliken.

SULFUR D4/D6/D12: Reichlicher Gasabgang, in Verbindung mit Geruch nach faulen Eiern. Nachts werden die Beschwerden schlechter.

KOMBINATIONSMITTEL: Je nach Ursache der Blähungen haben sich Mittel wie Gastricumeel (bei Gastritis), Hepeel (bei Leberschäden), Nux vomica-Homaccord (bei Magen-Darm-Funktionsstörungen), Ypsiloheel (bei Verdauungsstörungen durch nervliche Belastungen) oder Duodenoheel (bei Übersäuerung) bewährt.

Reizdarm

Funktionelle Krankheiten wie das Reizdarm-Syndrom bereiten teilweise erhebliche Beschwerden. Und dennoch: Wer damit seinen Arzt aufsucht, erhält die Auskunft, dass trotz intensiver Untersuchungen organisch alles in Ordnung sei. Frauen sind häufiger betroffen als Männer. Der Altersgipfel der Erkrankung liegt zwischen dem 20. und 40. Lebensjahr.

Was sind die Symptome?

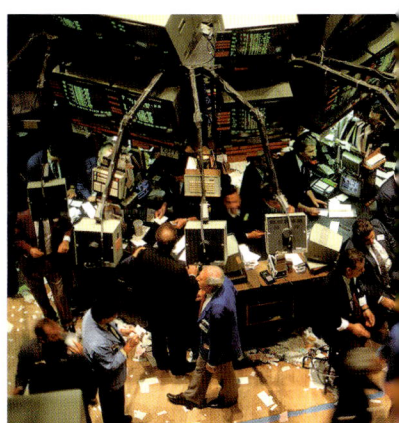

Hauptursache bei Reizdarm sind Stress und Überlastung.

Typisch sind Bauchschmerzen, die nach dem Stuhlgang schwächer werden, Verstopfung (siehe Seite 99), Durchfall (beides auch im Wechsel), Blähungen (siehe Seite 76), Völlegefühl und nicht saures Aufstoßen. Die im Dickdarmbereich auftretenden Schmerzen sind meist unterschiedlich stark und wandern. Im Gegensatz zu anderen Darmkrankheiten bestehen keine Symptome wie Fieber, Blut im Stuhl, Gewichtsabnahme oder nächtliche Schmerzen.

Wie kommt es dazu?

Zahlreiche internationale Untersuchungen gehen davon aus, dass die Zusammenarbeit zwischen dem Nervensystem des Magen-Darm-Trakts und dem zentralen Nervensystem gestört ist. Experten sprechen von einer *viszeralen Hypersensitivität* und meinen damit eine Überempfindlichkeit des Darms gegen Reize. Ausgelöst und verschlimmert werden soll diese vor allem durch Stress, so dass manche Fachleute das Reizdarm-

Syndrom zu den psychosomatischen Erkrankungen rechnen. Auch Ernährungsfehler spielen eine Rolle (siehe Reizmagen, Seite 60).

Der Botenstoff Serotonin bewirkt eine Überempfindlichkeit im Darm

Neuen Forschungsergebnissen zufolge sind Unregelmäßigkeiten im Stoffwechsel des Serotoninsystems mitverantwortlich. Insgesamt existieren im Gehirn rund 500 000 Nervenzellen, die zur Übertragung von Informationen den Botenstoff Serotonin benutzen. Diese Zellen sind besonders stark vernetzt und koordinieren viele Abläufe, beispielsweise die Stimmungslage, Impulsivität, Sexualität, Körpertemperatur, den Appetit und Schlaf sowie Angst und Zwanghaftigkeit. Nach aktuellen Daten soll Serotonin auch bei der viszeralen Hypersensitivität und damit bei der Regulierung der Darmfunktionen wichtig sein.

Wann zum Arzt?

Wenn die Beschwerden über mehrere Wochen bestehen. Kommt der Hausarzt nicht weiter, sollte man zu einem Spezialisten gehen – zum Gastroenterologen, Ernährungsberater und Psychotherapeuten. Denn so vielschichtig die Auslöser sind, so vielfältig ist auch die Behandlung.

Was tue ich?

Die Therapie richtet sich nach dem Schweregrad und stützt sich auf drei Säulen:
▶ Zeitlich begrenzt und abhängig von den Symptomen werden verschiedene Medikamente eingesetzt.
▶ Wenn Angst-, Zwangsstörungen, Depressionen und eine auf die Krankheit bezogene Krebsangst eine Rolle spielen, ist eine Psychotherapie sinnvoll.

▶ Um den Darm zu beruhigen, sind allgemeine Maßnahmen notwendig.

ERNÄHRUNG: Nach Ausschluss organischer Ursachen ist einer der wichtigsten Behandlungsschritte die Erkenntnis, dass die Krankheit nicht gefährlich ist und ihre Therapie Zeit braucht. Obgleich es eine sichere Heilmethode bislang nicht gibt, ist eine gesunde und leicht bekömmliche Ernährung eine wichtige Grundlage. Da jeder Patient auf andere Nahrungsmittel empfindlich reagieren kann, gilt es die Auslöser ausfindig zu machen und konsequent wegzulassen.

Lassen sich die Auslöser nicht herausfinden, können Sie wie bei der Nahrungsmittelallergie eine Suchdiät durchführen. Scheinen Sie auf alles zu reagieren, liegt es wahrscheinlich an der zu hohen Geschwindigkeit des Essens, der mangelnden Gründlichkeit des Kauens, der Häufigkeit der Mahlzeiten oder an unverträglichen Nahrungsmittelkombinationen.

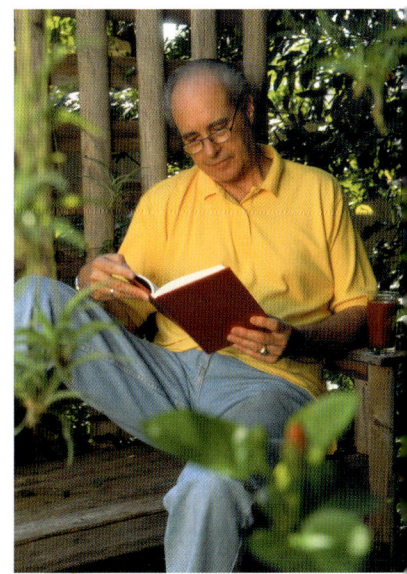

Bei Reizdarm das A und O: Stressabbau.

Zitrusfrüchte, speziell Orangen, werden von Reizdarm-Patienten meist schlecht vertragen und sollten deshalb gemieden werden. Obgleich ballaststoffreiche Mahlzeiten empfehlenswert sind, da sie den Bewegungsstörungen und Verkrampfungen im Magen-Darm-Trakt am besten entgegenwirken, sind sehr faserreiche Nahrungsmittel wie Weizenkleie und Flohsamen nicht unproblematisch, da sie leicht zu Blähungen führen. Bei Reizdarm mit Verstopfungsneigung empfehlen sich daher trinkbare Quellmittel wie beispielsweise Mucofalk oder Pascomucil.

**Entspannung,
Bewegung und
kalte Wickel
beruhigen den
Reizdarm**

ENTSPANNUNG: Wichtig zur Behandlung der nervlichen Komponente ist Stressabbau im Alltag durch Konzentration auf das Wesentliche und die „Entrümpelung belastender Nebensächlichkeiten". Täglich zehn bis 30 Minuten Entspannungsübungen wie Autogenes Training oder Progressive Muskelentspannung sowie mindestens drei Mal pro Woche mindestens 30 Minuten niedrig dosiertes Ausdauertraining wie Radfahren, Wandern oder Schwimmen tragen zur Senkung der Reizschwelle bei.

KNEIPP-ANWENDUNGEN: Gegen Bauchschmerzen, Krämpfe und Blähungen helfen feuchtwarme Packungen auf dem Bauch (Geschirrhandtuch plus Wärmflasche oder Heusack). Auch Sitz- oder Halbbäder mit Heublumen-, Melissen- oder Zinnkrautextrakt leisten gute Dienste. Kalte Leibwickel, gegebenenfalls im Anschluss an ein Bad, wirken durchblutungsfördernd und ausgleichend auf den gesamten Verdauungstrakt.

SELBSTHILFEGRUPPEN: Wertvoll ist der Anschluss an eine Selbsthilfegruppe. Denn der Austausch mit Menschen, die ähnliche Probleme haben, stärkt das Selbstvertrauen und kann viele hilfreiche Hinweise liefern.

HEILERDE: Hilfreich zur Normalisierung der Darmfunktion ist auch Heilerde, von der man zwei bis dreimal pro Tag einen Teelöffel, am besten aufgelöst in einem Glas Wasser, etwa eine Stunde vor oder ein bis zwei Stunden nach einer Mahlzeit einnimmt. Für Menschen, denen das Trinken von in Wasser gelöster Erde schwer fällt, gibt es auch Heilerdekapseln. Die feinen Erdpartikel binden einerseits schleimhautreizende Stoffe und wirken damit Entzündungen und Verkrampfungen entgegen, andererseits regen sie die Darmtätigkeit an. An eine etwa zweiwöchige Kur kann sich dann noch eine Mikrobiologische Therapie anschließen (siehe Seite 34), die die Darmfunktionen wieder normalisiert.

Pflanzenheilkunde

PFLANZLICHE FERTIGARZNEIMITTEL: Iberogast stimuliert ein träges Magen-Darm-System. Es normalisiert und koordiniert die Bewegungen, wirkt krampflösend, verdauungsfördernd, abschwellend auf die Schleimhäute. Außerdem regt es die Galleproduktion und den Gallefluss an. Das Medikament enthält die neun Heilpflanzen Angelika, Bittere Schleifenblume, Kamille, Kümmel, Mariendistel, Melisse, Pfefferminze, Schöllkraut und Süßholz. In wissenschaftlichen Studien wurde die Wirksamkeit bei Blähungen und Schmerzen beim Reizdarm-Syndrom bestätigt.

Patienten mit Schmerzen und Spasmen können Enteroplant einnehmen, das Kümmel- und Pfefferminzöl enthält.

Homöopathie

Von den klassischen Homöopathika eignen sich je nach Leitsymtom – Durchfall, Blähungen, Verstopfung – die in den einzelnen Kapiteln aufgeführten Mittel.

Eine bei Reizdarm bewährte Einzelmittelkombination besteht aus Nux vomica D4 und Asa foetida D3, die als Tropfen zu gleichen Teilen gemischt werden. Einnahme: vor jeder Mahlzeit acht Tropfen.

KOMBINATIONSMITTEL: Je nach Ursache und Ausprägung eignen sich Nux vomica-Homaccord bei Funktionsstörungen im Magen-Darm-Trakt, Ypsiloheel bei Funktionsstörungen durch nervliche Belastungen; Nervoheel bei Unruhe und nervlicher Belastung; Ignatia-Homaccord bei depressiver Verstimmung, Spascupreel oder Atropinum compositum bei Darmkrämpfen; Diarrheel bei Durchfall.

Magen- und Zwölffingerdarmgeschwür

Das Geschwür (Ulkus) ist die heftigste Form einer Entzündung des Magens und Zwölffingerdarms. Es handelt sich um einen tiefen Gewebedefekt, bei dem nicht nur die Schleimhaut, sondern auch die darunter liegende Muskelwand geschädigt ist.

Was sind die Symptome?

Charakteristisch ist der heftige Sofort-, Spät- oder Nüchternschmerz (auch Hungerschmerz genannt) im Zusammenhang mit der Nahrungsaufnahme: Sofortschmerzen treten kurz nach dem Essen auf und sprechen für ein hoch sitzendes Magengeschwür. Spät- oder Nüchternschmerz macht sich mehrere Stunden nach der letzten Mahlzeit bemerkbar und ist typisch für ein Zwölffingerdarmgeschwür. Häufige Begleiter sind Übelkeit, Sodbrennen, Druck- und Völlegefühl. Die Schmerzattacken hören fast augenblicklich auf, wenn etwas gegessen oder getrunken oder wenn ein zur Gruppe der Antazida gehörendes Medikament genommen wird. Antazida neutralisieren die Salzsäure des Magens und fördern die Abheilung von Magen- oder Darmgeschwüren.

Sehr ernste Komplikationen eines Geschwürs sind Bluterbrechen und schwarzer Stuhl (Teerstuhl) als Folge eines geplatzten Blutgefäßes. Im schlimmsten Fall bricht ein Geschwür in den Bauchraum durch. Diese lebensgefährliche Komplikation beginnt mit plötzlichen kolikartigen Krämpfen im Oberbauch, die rasch auf den gesamten Bauchraum

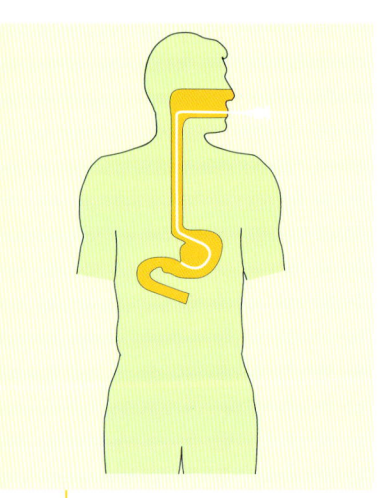

Ob eine Entzündung vorliegt, wird mil einer Spiegelung festgestellt.

und in den Rücken ausstrahlen. Die Schmerzen werden zunehmend massiver, gehen mit Blässe einher, ein Kollaps droht, die Bauchdecke ist bretthart.

Wie kommt es dazu?

Ein Zuviel an aggressivem Magensaft, der auch Salzsäure enthält, greift in die Regulation der Durchblutung und Schleimproduktion des Magens ein. Das ist eine Ursache. Die andere: Bei 80 Prozent aller Magengeschwüre und 100 Prozent aller Zwölffingerdarmgeschwüre lässt sich der Magenkeim Helicobacter pylori nachweisen. Meines Erachtens ist er allerdings eher Folge als Ursache: Er begünstigt die Entstehung eines Ulkus, indem er sich in der bereits vorgeschädigten Schleimhaut ansiedelt und dort sein Unwesen treibt. Folglich muss es Faktoren geben, die die Schädigung der Schleimhaut begünstigen: salzige, heiße und scharf gewürzte Speisen, nicht verarbeitete seelische Konflikte, übermäßiger Stress, hastiges Essen, chronischer Konsum von hochprozentigem Alkohol, Rauchen, Kaffee, die Einnahme einiger Schmerz- und Rheumamittel.

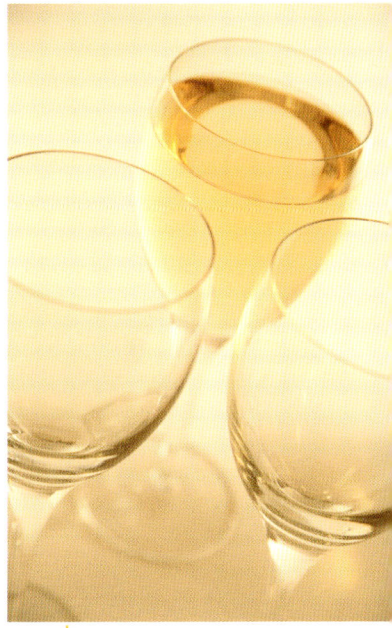

Den Alkoholkonsum einschränken.

Wann zum Arzt?

Bei Oberbauchschmerzen, die entweder sehr heftig sind oder länger als drei Tage bestehen. Bei einem blutenden Geschwür (Bluterbrechen oder Teerstühle) oder Magendurchbruch besteht Lebensgefahr.

Was tue ich?

Die Behandlung gehört immer in die Hand eines Arztes. Schnell und sicher wirkende chemische Arzneimittel (vor allem Protonenpumpenhemmer), die ein Geschwür rasch abheilen lassen, haben die ganzheitliche Betrachtung des Krankheitsbildes praktisch völlig verdrängt. Wichtig bleiben allerdings verschiedene allgemeine Maßnahmen. Sonst hilft auch die modernste medikamentöse Therapie auf Dauer nicht. Folgende Empfehlungen sind als Ergänzung zu verstehen.

LEBENSGEWOHNHEITEN: Um Essgewohnheiten umstellen zu können, sollten Sie sehr genau beobachten, welche Speisen Ihnen Beschwerden bereiten. Generell gilt: Rauchen, Alkohol-, Cola- und Kaffeegenuss stark einschränken.

ENTSPANNUNG: Der Magen braucht „Stresspuffer", Entspannungsverfahren helfen dabei. Das gilt sowohl für das Autogene Training, die Progressive Muskelentspannung nach Jacobson als auch für traditionelle asiatische Techniken wie Yoga und Tai Chi. Mit täglich mindestens zehn Minuten Übung lässt sich das vegetative Nervensystem (siehe Seite 10) stabilisieren. Ängste, die das Leben nachhaltig beeinträchtigen, können eine Psychotherapie nötig machen.

KNEIPP-ANWENDUNGEN: Ein Klassiker in der Behandlung von Magengeschwüren ist die Rollkur. Diese bekämpft nicht nur die Symptome, sondern heilt auch die Schleimhautverletzungen und wirkt prophylaktisch der Geschwürbildung entgegen: Abends zwei Esslöffel Kamilleblüten mit zwei Tassen heißem Wasser übergießen, nach zehn Minuten abseihen, den Sud in eine Thermoskanne füllen und ans Bett stellen. Morgens vor dem Aufstehen den Tee trinken, dann jeweils fünf Minuten auf den Rücken, die rechte Seite, den Bauch und die linke Seite „rollen".

Auch bei Geschwüren können Naturheilverfahren helfen

Pflanzenheilkunde

KAMILLEBLÜTEN: Hemmen Entzündungen und lösen Krämpfe. Den ganzen Tag über sollte immer wieder eine Tasse Kamillentee zwischen den Mahlzeiten auf leeren Magen getrunken werden.

Eine Alternative sind Tropfen aus der Apotheke (Kamillosan). Allerdings entfällt dann die angenehme Wirkung des heißen Tees.

SÜSSHOLZWURZEL: Wegen ihrer zahlreichen Inhaltsstoffe (z.B. Saponine, Flavonoide, Cumarine) werden ihr eine ganze Reihe von Wirkungen zugeschrieben. Am besten untersucht ist ihr Effekt auf Magen- oder Darmgeschwüre: Sie fördert die Abheilung und wirkt prophylaktisch, indem sie die Schleimhaut schützt. Heutzutage sind entsprechende Anwendungen jedoch kaum noch von Bedeutung, da als Hauptursache für die Entstehung solcher Geschwüre eine Infektion mit dem Bakterium Helicobacter pylori angesehen wird und die Behandlung auf Säurehemmer und Antibiotika setzt. Übrigens wird aus Süßholzwurzeln Lakritze hergestellt.

WEISSKOHL: Wie in allen Kohlsorten stecken auch in Weißkohl wertvolle Vitamine wie A und C, Mineralstoffe wie Eisen, Kalzium und Magnesium und die für die Verdauung wichtigen Ballaststoffe. Darüber hinaus enthält Weißkohl Milchsäurebakterien, die das Immunsystem stimulieren und zur Regulation der Darmfunktionen beitragen. Ein Liter Saft aus frisch gepressten Weißkohlblättern, der im

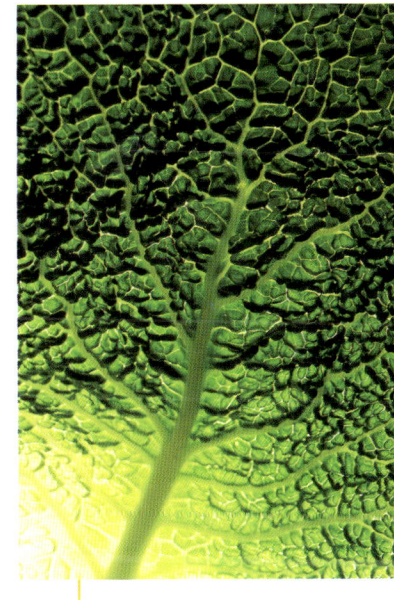

Weißkohlpresssaft enthält viele wertvolle Inhaltsstoffe.

Verlauf eines Tages getrunken wird, kann Schmerzen und Sodbrennen innerhalb weniger Tage zum Verschwinden bringen.

Homöopathie

ACIDUM NITRICUM D6: Im Zusammenhang mit einem sauren, bitteren Geschmack, Übelkeit, stechendem Leistenschmerz mit Blähungen. Magendruck bessert sich durch Nahrungsaufnahme oder man erbricht.

AMBRA D3: Sie sind erschöpft, müde, leicht reizbar. Der Schmerz verschlimmert sich bei Aufregung und bessert sich beim Aufenthalt in frischer Luft. Als Basistherapie nach dem Essen (in Verbindung mit Argentum nitricum D12 vor dem Essen).

Ambra D3 und Argentum nitricum D12 vor dem Essen gelten als Basistherapie

ANACARDIUM D4/D6: In Verbindung mit Übelkeit, Aufstoßen, Druck-, Krampfschmerzen nach dem Essen. Während des Essens tritt Besserung ein, nach zwei Stunden treten die Schmerzen wieder auf.

ARGENTUM NITRICUM D6/D12: Es besteht ein drückender, brennender Magenschmerz mit Blähungen, Aufstoßen, Gähnzwang und das Verlangen nach Speisen, die nicht vertragen werden. Weitere Symptome sind Angst, Aggressivität, Abmagerung. Als Basistherapie vor dem Essen (in Verbindung mit Ambra D3 nach dem Essen).

ARSENICUM ALBUM D6/D12: Es besteht Ekel vor Essen und Essengeruch. Der Magen ist berührungsempfindlich oder schmerzt stark. Häufiges Erbrechen und häufige Stühle, danach totale Erschöpfung. Nachts verschlechtert sich der Zustand, Wärme bessert ihn. Weitere Symptome sind Angst, Unruhe, Durst auf kleine Mengen kalten Wassers. Bei diesen Symptomen als Basistherapie nach dem Essen (in Verbindung mit Nux vomica D4 vor dem Essen).

BELLADONNA D4/D6: Der Magen und seine Umgebung ist berührungsempfindlich oder schmerzt krampfartig. Die Beschwerden kommen und verschwinden plötzlich, die allgemeine Verfassung ist hochgradig angespannt und entsprechend leicht erregbar.

BISMUTUM SUBNITRICUM D2/D4: Sodbrennen, Aufstoßen, Druck und Übelkeit nach Essen, galliges Erbrechen, Verlangen nach kalten Getränken.

GRAPHITES D4/D6/D12: Es bestehen krampfartige Magenschmerzen, Aufstoßen, Übelkeit, Erbrechen, Heißhunger, Frösteln, rissige Haut. Essen und warme Getränke bessern das Befinden.

IGNATIA D4/D6: Leere- und Schwächegefühl des Magens, Gähnzwang, Seufzen. Schmerzen und Brechreiz verstärken sich durch Nahrungsaufnahme, Unverdauliches wird besser vertragen als leichte Kost.

MANDRAGORA EX RADICE D6/D12: Die Zunge ist weiß belegt. Es besteht ein krampfartiger Nüchternschmerz. Man muss alle zwei Stunden essen, ist aber nach wenigen Bissen schon wieder satt. Der Magen ist sehr druck- und bewegungsempfindlich. Fett, Kaffee und Süßes verschlechtern den Zustand.

NUX VOMICA D6/D12: Die Zunge ist weiß belegt. Eine Stunde nach dem Essen stellen sich Völlegefühl, Magendruck und das

HELICOBACTER PYLORI

Helicobacter pylori ist ein äußerst bewegliches und anpassungsfähiges Bakterium. Es überlebt problemlos in der Magenschleimhaut. Übertragen wird der Erreger durch engen Kontakt zu anderen Menschen. So geben Eltern, die selbst infiziert sind, das Bakterium über den Speichel an ihre Kinder weiter, zum Beispiel über einen abgeleckten Schnuller. Daher erfolgt eine Infektion oft bereits im Kleinkindalter. Helicobacter nistet sich ungestört in der Schleimhaut des Magens ein und regt dort unter besonderen Umständen (z.B. Stress in Kombination mit Rauchen, erhöhtem Alkoholkonsum) die Produktion von Magensäure an und bildet Gifte, die die Magenschleimhaut direkt angreifen. Das Immunsystem ist gegenüber dem Bakterium wehrlos. Allerdings bedeutet nicht jeder Hp-Nachweis auch Krankheit: Es muss nicht zwangsläufig eine Magenschleimhautentzündung oder ein Magen- oder Zwölffingerdarmgeschwür bestehen.

Verlangen nach Genussgiften ein, die das Befinden jedoch verschlechtern. Als Basistherapie bei Genussmittelmissbrauch und Reizbarkeit vor dem Essen (in Verbindung mit Arsenicum album D6 nach dem Essen).

PHOSPHORUS D6/D12: Der Magen ist druckempfindlich, starkes Sodbrennen. Verlangen nach kalten Getränken, die aber erbrochen werden. Hungerschmerz. Etwas Nahrung verbessert den Zustand, Erregung verschlechtert ihn.

KOMBINATIONSMITTEL: Gastricumeel ist das Hauptmittel. Bei Funktionsstörungen im Magen-Darm-Trakt helfen Nux vomica-Homaccord, bei Schleimhautschwellungen Lymphomyosot, nach Magenoperation Anacardium-Homaccord, bei Blutungsneigung Cinnamomum-Homaccord.

Akuter Durchfall

Durchfall (Diarrhöe) ist ein Symptom mit verschiedensten Ursachen. Die Behandlung hängt daher von der richtigen Diagnose ab. Eine akute Diarrhöe dauert maximal 14 Tage.

Was sind die Symptome?

Über ein oder mehrere Tage und häufiger als dreimal täglich besteht Toilettendrang mit weichem bis wässrigem oder schleimigem Stuhl. Je nach Ursache treten gleichzeitig Bauchschmerzen, erkältungsartige Symptome, Übelkeit, Fieber oder Erbrechen auf. In den meisten Fällen entwickeln sich die Symptome innerhalb von fünf bis 72 Stunden. Bei schweren Durchfallerkrankungen ist dem Stuhl Blut beigemischt, die Bauchschmerzen sind kolikartig (siehe Seite 71).

Wie kommt es dazu?

Meist liegt einem akuten Durchfall eine Darminfektion zugrunde. Es gibt viele Erreger von Darminfektionen. Meist handelt es sich um Bakterien (z.B. Salmonellen, Campylobakter, Eschericia coli) oder Viren (z.B. Hepatitis A, Norwalk oder Rotaviren). Die Erreger existieren überall in der Umgebung des Menschen, nicht selten in kontaminierten Nahrungsmitteln, hier wiederum hauptsächlich in leicht verderblichen Speisen wie Eier, Fisch oder rohes Fleisch.

Die so genannten Norwalk-Viren (auch: Norwalk-like-Viren) kommen außer in verunreinigtem Trinkwasser in Salat, Obst, Eis, Backwaren mit Cremefüllung, Muscheln und Krebsen vor. Entscheidend für die Intensität und Dauer des Durchfalls sind die Art des Erregers, in welcher Konzentration er auftritt, wie stark er in die Darmschleimhaut einzudringen vermag und welche Gifte er bildet.

Häufig liegen Durchfällen auch allergische Reaktionen auf Nahrungsmittel zugrunde. Oder sie sind die Folge einer wochenlangen Antibiotika-Behandlung – einer zwar wirksamen Waffe gegen Bakterien, aber mit einem gravierenden Nachteil: Antibiotika wirken auch gegen nützliche Mikroorganismen, die den Darm besiedeln und eine einwandfreie Verdauung garantieren. Dies gilt vor allem für Breitband-Antibiotika. Besonders beklagenswert ist deren ungerechtfertigter Einsatz bei Infekten der oberen Atemwege: Husten, Heiserkeit oder eine akute Bronchitis werden fast ausschließlich durch Viren verursacht und bei diesen sind Antibiotika wirkungslos.

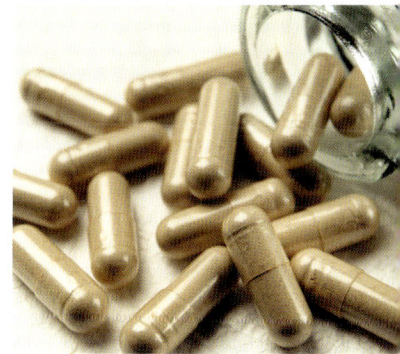

Antibiotika: Medizinische Errungenschaft mit einigen Nachteilen

Mit dem Durchfall verliert der Körper viele Salze und Wasser – in leichten Fällen einen Liter pro Tag, in schweren Fällen bis zu sechs Liter, in sehr schweren Fällen, wie bei einer Cholera, bis zu 24 Liter.

Wann zum Arzt?

Wenn der Durchfall nach drei Tagen nicht abgeklungen ist oder mit Hautausschlägen, Fieber, heftigen Bauchschmerzen einher geht. Wenn die Ausscheidungen blutig oder schleimig sind, muss sofort ein Arzt aufgesucht werden. Das Gleiche gilt, wenn Durchfall nach der Rückkehr oder während einer Reise in Länder mit mangelhaften hygienischen Bedingungen oder in die Tropen einsetzt.

Besondere Vorsicht ist bei Durchfällen von Säuglingen, Kleinkindern und Senioren geboten, da deren Wasserhaushalt schnell entgleisen kann. Gelingt es nicht, die Betroffenen mit genügend Flüssigkeit und Mineralstoffen zu versorgen, sollten sie zur Infusionsbehandlung direkt ins Krankenhaus eingeliefert werden.

Was tue ich?

Zur symptomatischen Behandlung gibt es Präparate wie Loperamid. Es wirkt, indem es die Darmbewegungen blockiert. Somit bleibt dem Darm mehr Zeit zur Aufnahme von Flüssigkeit und Salzen. Außerdem hemmt es die Abgabe von Flüssigkeit in den Darm. Damit kommt der Durchfall zwar schnell zum Stillstand, aber Erreger und Gifte bleiben und belasten den

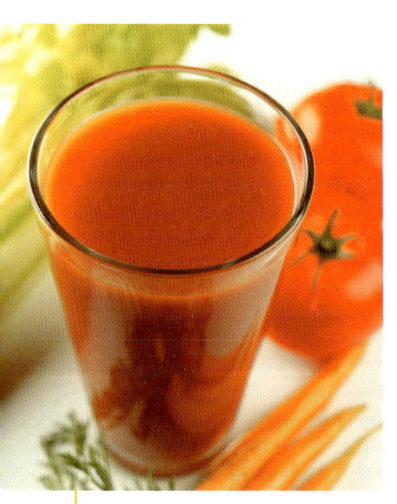

Gemüsesäfte ersetzen verloren gegangene Elektrolyte.

Organismus. Biologisch sinnvoller ist es, die Ausscheidungs- und Entgiftungsbemühungen des Körpers zu unterstützen.

FASTEN: Unabhängig von der Ursache ist die erste und wichtigste Maßnahme der schnelle Ersatz von Wasser und Salzen bei gleichzeitiger Schonung des Darms. Das bedeutet, mindestens drei Liter täglich zu trinken und eine Kost mit leicht verdaulichen Kohlenhydraten zu essen. Am besten eignen sich stilles Wasser sowie Gemüse- und Obstsäfte mit einer Prise Salz und verdünnt mit stillem Wasser, frische Gemüsebrühe, gedünstetes Gemüse, Kartoffeln, geriebener Apfel und zerdrückte Banane.

Das Geheimnis des Klassikers Salzgebäck und Cola ohne Kohlensäure liegt in der Kombination aus Wasser, Zucker und Salz: In Verbindung mit Zucker wird Salz schneller in die Darmschleimhaut aufgenommen.

KNEIPP-ANWENDUNGEN: Bei Durchfall im Zusammenhang mit Koliken wirkt ein feuchtes Tuch und eine Wärmflasche schnell und einfach krampflösend.

ELEKTROLYTLÖSUNGEN: Eine häufige Komplikation ist die Austrocknung (Exsikkose), die hohes Fieber und Herzrhythmusstörungen auslösen und schlimmstenfalls tödlich enden kann. Lebensrettend wirken Elektrolytlösungen. In der Apotheke gibt es Fertigmischungen, die Natriumchlorid (Kochsalz), Kaliumchlorid (Kaliumsalz der Salzsäure), Glukose (Traubenzucker) und Natriumbicarbonat (Natron bzw. Soda) beziehungsweise Natriumhydrogenkarbonat (Soda) oder Natriumzitrat (Natriumsalz der Zitronensäure) enthalten. Erwachsene trinken im Verlauf eines Tages bis zu vier Liter.

> **TIPP: „ELEKTROLYT-TEE"**
>
> Sie können einen Tee, der die Austrocknung verhindert, auch selbst herstellen: Je ein Esslöffel Pfefferminzblätter und Fenchelfrüchte mit einem Liter heißem Wasser übergießen, zehn Minuten ziehen lassen, anschließend zwei Esslöffel Traubenzucker, 1/2 Teelöffel Kochsalz und je 1/4 Teelöffel Backpulver und Natron zufügen. Über den Tag verteilt trinken.

Pflanzenheilkunde

GERBSTOFFE: In der Medizin werden Gerbstoffe auch Tannine genannt und als zusammenziehende Mittel (Adstringentien) verwendet. Zusätzlich wirken sie antibakteriell, blutstillend, entzündungshemmend und austrocknend. Innerlich angewendet beruhigen Gerbstoffe den Magen und Darm und wirken verstopfend. Daher sind sie hochwirksam bei Durchfallerkrankungen. Pflanzen mit einem geringen Gerbstoffanteil schmerken eher blumig mild, solche mit höherem Anteil kräftig-herb. Diese Unterschiede machen sich besonders bei der Zubereitung von Tees bemerkbar. Gerbstoffe finden sich in allen unfermentierten Teesorten und in grünem Tee. Bei den Heilpflanzen sind sie vor allem in Ahornrinde, Eichenrinde, Blutwurz, Gewürznelken, Heidelbeeren, Frauenmantel-, Gänsefinger- sowie Odermennigkraut enthalten.

! Zu Hauptmahlzeiten keine entsprechenden Tees trinken, da Gerbstoffe mit Eisen schwer lösliche und vom Körper nicht aufnehmbare Verbindungen eingehen.

Homöopathie

ACIDUM PHOSPHORICUM D4: Schmerzen bestehen nicht, anschließend Schwächegefühl.

ALOE D4/D6: Schleimig-dünner Stuhl mit vielen Blähungen am Morgen, eventuell mit Krämpfen.

ARSENICUM ALBUM D6/D12: Starker, wässriger Durchfall in Verbindung mit Unruhe und Ekel vor dem Essen, Schwäche.

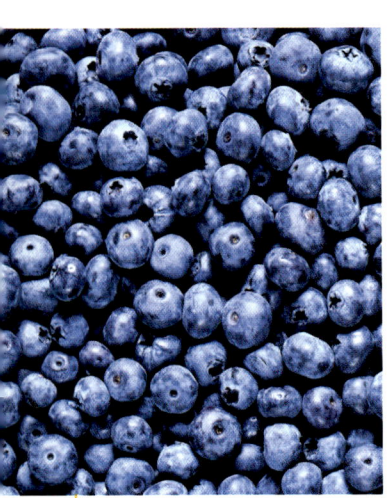

Heidelbeeren helfen gegen akuten Durchfall.

CALCIUM CARBONICUM D4/D6/D12: Bei Säuglingen mit aufgetriebenem Leib, saurem Stuhl. Der Stuhl enthält unverdaute Nahurngsreste.

CHAMOMILLA D4/D12: Bei Säuglingen und Kindern in Verbindung mit Unruhe und Krämpfen.

COLCHICUM D4/D6: Durchfall ist wässrig-schleimig, es bestehen Blähungskoliken und Ekel vor Nahrungsmitteln.

CUPRUM METALLICUM D4/D6: Der Durchfall ist krampfartig, Appetitlosigkeit, Erbrechen.

MERCURIUS SOLUBILIS D12: Der Durchfall ist blutig und mit Krämpfen verbunden. Der After ist wund.

OKOUBAKA D2: Ausgelöst durch Lebensmittelvergiftungen, verbunden mit Krämpfen.

PODOPHYLLUM D4/D6: Schmerzloser, spritzender Durchfall direkt nach dem Essen.

VERATRUM ALBUM D3/D4/D6/D12: In Verbindung mit Kollapsneigung und Schwäche, eventuell Krämpfen.

Okoubaka, eine afrikanische Wurzel, hilft gegen Lebensmittelvergiftung

KOMBINATIONSMITTEL: Bei allen Arten von Durchfall können Diarrheel Tabletten eingenommen werden, die unter anderem Arsenicum album, Podophyllum und Veratrum album enthalten. Bei Entzündungen und Katarrhen des Dickdarms ist Podophyllum compositum angezeigt.

Verstopfung

Der Darm ist nicht nur für die Aufnahme von Nährstoffen verantwortlich, er ist neben der Niere auch unser wichtigstes Ausscheidungsorgan. In der konventionellen Medizin ist Stuhlgang dreimal täglich ebenso normal wie einmal alle drei Tage. Aus naturheilkundlicher Sicht ist mindestens einmal am Tag

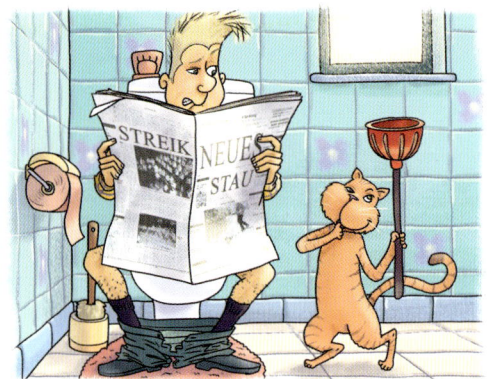

wünschenswert. Unverdauliche Nahrungsreste und Stoffwechselgifte, die zum Teil von der Leber über die Galle in den Darm abgegeben werden, sollten den Organismus nach etwa 16 Stunden wieder verlassen. Doch das gelingt nicht immer.

Was sind die Symptome?

Eine Verstopfung (Obstipation) besteht dann, wenn der Stuhlgang länger als zwei Tage ausbleibt, wenn das gewohnte Stuhlvolumen abnimmt, der Stuhl zu hart und zu trocken ist und wenn nach dem Stuhlgang das Gefühl bleibt, nicht richtig entleert zu haben.

Wie kommt es dazu?

Abgesehen von operationsbedingten Verwachsungen, der Einnahme von Medikamenten, die die Darmtätigkeit hemmen können – dazu gehören codeinhaltige Schmerzmittel, aluminium- und wismuthaltige Magenmittel, einige Antidepressiva, Entwässerungs-, Bluthochdruck-, Eisen-, Parkinsonpräparate – und genetisch bedingten Ursachen wie eine chronische Darmerweiterung (Megakolon), sind drei Hauptursachen verantwortlich: zu wenig Ballaststoffe, zu wenig Flüssigkeit, zu wenig Bewegung. Aber auch Störungen der Darmflora, zum Beispiel durch Antibiotika, können zu Verstopfungen führen.

Wer nun mit pflanzlichen oder chemischen Abführmitteln

(Laxantien) eingreift, verschärft die Situation und kann in einen Teufelskreis geraten. Abführmittel schaffen zwar rasch Abhilfe, entziehen dem Darm aber Mineralien wie Kalium und Magnesium. Ohne sie wird die Darmmuskulatur noch träger, die Verstopfung chronisch. Schließlich geht ohne Hilfe nichts mehr.

Im Gegensatz zur akuten Verstopfung handelt es sich bei der chronischen Obstipation um eine Funktionsstörung des Darms. Diese macht sich anfangs durch gereizte Schleimhäute bemerkbar, später durch eine erschlaffte Darmmuskulatur.

Wann zum Arzt?

Ein plötzlicher Stuhlverhalt, der mit heftigen kolikartigen Schmerzen verbunden ist, bedarf sofortiger ärztlicher Hilfe. Es kann sich um einen Darmverschluss handeln, damit besteht Lebensgefahr. Gleiches gilt, wenn zusätzlich Übelkeit, Erbrechen und Fieber auftreten.

Bevor aus dem kurzfristigen Gebrauch von Abführmitteln ein Missbrauch wird, sollte unbedingt ein Arzt aufgesucht werden. Auch wenn der Verdacht besteht, dass Verstopfung als Nebenwirkung eines Medikaments auftritt, ist Beratung nötig.

CHRONISCHE DARMTRÄGHEIT

Auch Personen, die regelmäßig einmal täglich Stuhlgang haben, können unter Darmträgheit leiden. Dann nämlich, wenn der Darm gestaut und zu stark gefüllt ist und der Stuhl mit zwei bis drei Tagen Verspätung ausgeschieden wird. Die Folge sind Völlegefühl, Unwohlsein, Trägheit und Lustlosigkeit. Besonders unangenehm ist jedoch, dass es durch den Stau zu Gärungen und Fäulnisprozessen kommt, in deren Folge zusätzliche Gifte entstehen, die der Darm zusammen mit den nicht ausgeschiedenen Stoffwechselschlacken wieder aufnehmen (resorbieren) kann, was zur Rückvergiftung führt. Mundgeruch, Hautunreinheiten und -krankheiten und sogar chronische Nebenhöhlenentzündungen oder Migräne können die Folge sein.

Betroffen sind mindestens zehn bis 20 Prozent der Erwachsenen im mittleren Lebensalter. Bei Menschen ab Siebzig ist es jeder Dritte.

Was tue ich?

Ein träger Darm lässt sich mit einem müden Gaul vergleichen, der einen schweren Wagen (= Darminhalt) ziehen muss. Die Peitsche treibt das Pferd zwar kurzfristig zu höherer Leistung, langfristig aber wird es noch müder und bricht schließlich zusammen. Ähnlich verhält es sich mit Abführmitteln im Darm. Auf Dauer ist nur ein Trainingsprogramm erfolgreich, das ihn dazu erzieht, gut zu funktionieren. Dazu ist Geduld nötig. Gerade chronische Verstopfungen lösen sich nicht von heute auf morgen.

Hauptmaßnahmen bei Verstopfung: viel bewegen, viel trinken, gesund ernähren

ERNÄHRUNG: Die wichtigste Maßnahme sind mindestens zwei Liter Flüssigkeit pro Tag (siehe Seite 14). Ideal sind bereits vor dem Frühstück ein bis zwei Gläser stilles Wasser, im Verlauf des Vormittags bis zu sechs Gläser.

Essen Sie pro Tag mindestens 30 Gramm Ballaststoffe (in Gemüse, Vollkorn und gegebenenfalls Trockenobst), denn Ballaststoffe binden Wasser und führen so zu einem weicheren Stuhl mit höherem Volumen, was die Darmtätigkeit anregt. Zudem dienen sie den hilfreichen Bakterien als Nahrung.

Tauschen Sie schrittweise Weißbrot und Mischbrot gegen fein gemahlenes Vollkornbrot aus, später auch geschälten Reis und weiße Nudeln gegen Vollkornreis und -nudeln. Essen Sie regelmäßig mehr Obst und Gemüse. Ein altes Hausmittel: Ein bis zwei getrocknete Pflaumen über Nacht einweichen und vor dem Frühstück essen. Wichtig ist es, dabei auch mindestens zwei Liter zu trinken, weil Ballaststoffe Flüssigkeit zum Aufquellen benötigen. Sonst verhärten Sie den Darminhalt anstatt ihn weich zu machen. Am besten trinken Sie etwa 30 Minuten vor jeder Mahlzeit zusätzlich ein Glas Wasser.

Meiden Sie stopfende Lebensmittel wie Schokolade, Kakao, Schwarztee, gekochte Eier, Weißbrot und Bananen.

BEWEGUNG: Täglich zehn bis 15 Minuten Gymnastik oder 30 Minuten Spazierengehen verbessern den Transport des Stuhls im Darm.

FESTE „SITZUNGSZEITEN": Unterdrücken Sie nie den Stuhlgang. Gehen Sie zu regelmäßigen Zeiten auch ohne Stuhldrang auf die Toilette, nehmen Sie sich Zeit und pressen Sie nicht. Einhalten und Pressen führen zu Erschlaffungen und Ausbuchtungen des Darms.

KNEIPP-ANWENDUNGEN: Zur Anregung der Durchblutung und Verdauungstätigkeit eignen sich feucht-warme Packungen vor den Mahlzeiten sowie Sitzbäder und kalte Leibwickel. Die Sitzbäder können Sie mit einem Badezusatz wie Zinnkraut oder Eichenrinde durchführen, was gleichzeitig positiv gegen Hämorrhoiden wirkt.

Dem Wasser, in dem man die Leibwickel tränkt, kann man einen Schuss Essig zusetzen. Das reizt die Haut etwas, führt damit zu einer verbesserten Durchblutung und schnelleren Erwärmung und optimiert die Wirkung.

BAUCHMASSAGE: Legen Sie zunächst die flachen (warmen) Hände auf den Unterbauch und streichen Sie abwechselnd mit der Hand sanft drückend nach oben, etwa eine Minute lang. Anschließend legen Sie beide Hände übereinander und führen sie langsam kreisförmig im Uhrzeigersinn mehrmals vom Unterbauch zum Rippenbogen. Dieser Teil dauert etwa zwei Minuten. Dann legen Sie erneut beide Hände am Unterbauch – knapp oberhalb des Schambeins – ineinander, atmen tief ein und ziehen

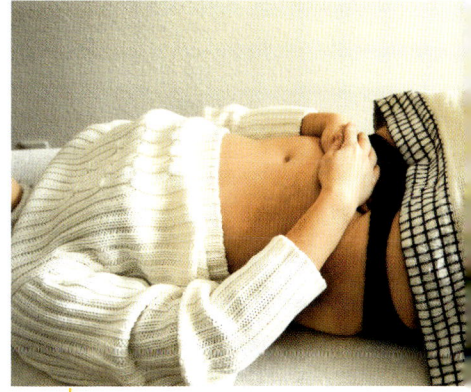

Bauchmassage gegen Verstopfung: Beim Ausatmen mit den Händen leicht nach oben drücken.

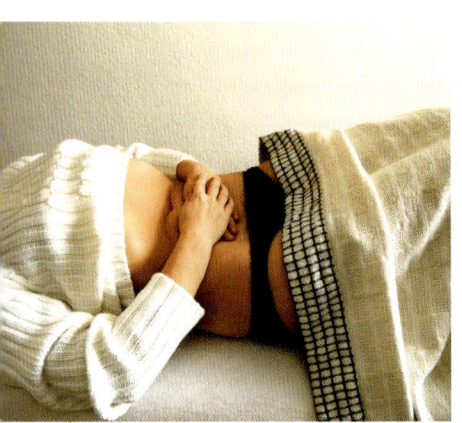

Beim Einatmen Hände locker lassen und den Atem in den Bauch fließen lassen.

Hoch dosiertes Vitamin C, Magnesium und Kalium wirken leicht abführend

beim Ausatmen die Hände sanft etwas nach oben. Atmen Sie dabei langsam und rhythmisch und spüren Sie, wie sich beim Einatmen Ihr Bauch in die Hände wölbt. Auch dieser Teil sollte etwa zwei Minuten dauern. Anschließend können Sie den Zyklus noch einmal wiederholen. Wenn Sie diese Übung einmal täglich durchführen, werden Sie schon bald eine Verbesserung der Darmtätigkeit verspüren.

HEILFASTEN: Siehe Seite 39.

ORTHOMOLEKULARE MEDIZIN: Hoch dosiertes Vitamin C (zwei bis drei Gramm), Magnesium oder Kalium (mindestens 1 200 Milligramm) haben eine leicht abführende Wirkung. Darüber hinaus wird die Darmmuskulatur gekräftigt, eventuelle Defizite werden ausgeglichen.

SALINISCHE ABFÜHRMITTEL: Bittersalz, Glaubersalz und Karlsbader Salz haben so große Moleküle, dass sie nicht von den Darmschleimhäuten aufgenommen werden können und im Darm bleiben. Dort binden sie Flüssigkeit und stimulieren gleichzeitig die Darmbewegungen, indem sie für die vermehrte Produktion von Gallesäften sorgen. Salinische Abführmittel schädigen den Darm nicht, können aber beim Dauergebrauch zu Mineralstoffverlusten und zur Gewöhnung führen, weshalb sie im Allgemeinen nicht länger als vier bis sechs Wochen genommen werden sollten.

MILCHZUCKER: Auch Milchzucker (Laktose) wirkt abführend – und begünstigt das Wachstum darmfreundlicher Milchsäurebakterien. Aus den gleichen Gründen wie salinische Mittel sollte auch hier die Einnahme auf vier bis sechs Wochen begrenzt werden.

DARMSPÜLUNG: Hilfreich sind auch Einläufe, die im einfachsten Fall nur mit lauwarmem Wasser durchgeführt werden. Hierzu benötigen Sie ein becherartiges Einlaufgerät (Irrigator), an dem sich unten ein Auslaufstutzen mit Absperrhahn befindet. Daran ist ein Schlauch angeschlossen. Zur Behandlung streichen Sie etwas Salbe auf das Schlauchende und führen es in den Darm ein. Dann setzen Sie sich auf die Toilette, halten den Becher etwa auf Schulterhöhe, öffnen das Absperrventil und lassen das vorher eingefüllte warme Wasser einlaufen. Wenn Sie das Gefühl haben, dass der Darm voll ist, ziehen Sie den Schlauch heraus und lassen den Darminhalt einfach herauslaufen.

Mit dieser Maßnahme können Sie sich nicht nur in akuten Fällen Erleichterung verschaffen, sondern auch schädliche Stoffe herausspülen und den Darm entgiften.

Pflanzenheilkunde

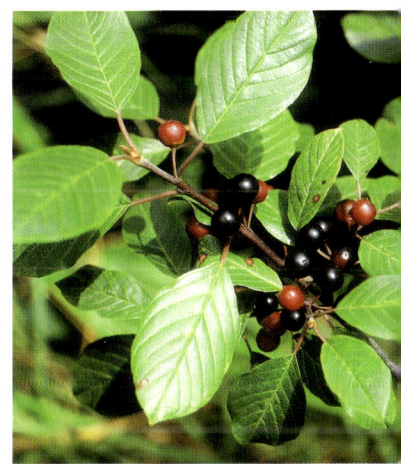

ANTHRACHINONE: Falls die oben genannten Maßnahmen nicht reichen, bieten Aloe, Faulbaumrinde, Rhabarberwurzel, Sennesblätter und -schalen eine weitere Möglichkeit, die Darmperistaltik zu verstärken und dafür zu sorgen, dass der Dickdarm dem Stuhl kein Wasser entzieht und dieser somit weich bleibt. Das bewirken verschiedene Inhaltsstoffe mit Namen Anthrachinone.

Zwei bewährte, abführende Teemischungen sind: Je 30 Gramm Sennesblätter, Faulbaumrinde und Kamilleblüten oder je 25 Gramm Küm-

Rhamnus frangula, Faulbaum

mel, Fenchelfrüchte, Pfefferminzblätter und Sennesblätter zu gleichen Teilen mischen. Pro Tasse ein Teelöffel mit heißem Wasser übergießen, zehn Minuten ziehen lassen, morgens und abends eine Tasse trinken.

! Die Anwendung sollte auf eine bis zwei Wochen begrenzt werden. Einige Anthrachinone haben im Tierversuch Erbgut verändernde und Darmkrebs auslösende Wirkungen gezeigt. Kinder, Schwangere und stillende Mütter sollten keine entsprechenden Tees trinken.

QUELLSTOFFE: Indischer Flohsamen und Karayagummi (Gelier- und Verdickungsmittel) nehmen sehr viel Wasser auf und dehnen sich binnen Kurzem um das Zigfache aus. Wichtig ist daher die Einnahme mit viel Flüssigkeit. Es bildet sich eine zusammenhängende Masse. Die unverdaulichen Samen gelangen in die tieferen Darmabschnitte und binden dort Wasser.

Homöopathie

ALUMINA D4: Schlaffer Darm, trockener Stuhl.

ARSENICUM ALBUM D6/D12: Verstopfung durch zu wenig Flüssigkeit, Abmagerung, brennende Sekrete.

CUPRUM METALLICUM D6/D30/D200: Die Darmmuskulatur ist verkrampft, Berührung verschlechtert.

GRAPHITES D6: Chronische Darmträgheit, Erschlaffung der Darmmuskulatur, übel riechende Sekrete, Blähungen.

LYCOPODIUM D4: Bei verkrampfter Darmmuskulatur, abgemagerter Oberkörper, Hunger, Blähungen.

MAGNESIUM CARBONICUM D6: Bei verkrampfter Darmmuskulatur, eventuell im Wechsel mit Durchfall.

NUX VOMICA D4: Nach Abführmittelmissbrauch.

OPIUM D200: Nach einer Operation oder bei chronischer Erschlaffung der Darmmuskulatur.

SEPIA D6: Bei chronischer Erschlaffung der Darmmuskulatur.
SILICEA D12: In Verbindung mit trockenem, festen Stuhl.
STAPHISAGRIA D12: Verstopfung nach einer Operation.

KOMBINATIONSMITTEL: Eine gute Möglichkeit zur längerfristigen Verbesserung der Darmtätigkeit bieten Nux vomica-Homaccord gegen Funktionsstörungen im Magen-Darm-Bereich, Chelidonium-Homaccord zur Anregung der Gallentätigkeit, Spascupreel bei Verkrampfungen im Magen-Darm-Trakt oder Regenaplex Nr. 54a und b oder Nr. 64 a und b zur Entgiftung und Regeneration der Darmzellen und zur Anregung der Darmtätigkeit.

Morbus Crohn

Diese chronisch-entzündliche Darmerkrankung gehört zu den schwersten Erkrankungen des Magen-Darm-Trakts. Die Entzündungen können alle Anteile des Verdauungstrakts betreffen, besonders häufig ist jedoch der Übergang vom unteren Dünndarmabschnitt (terminales Ileum) zum Dickdarm (Colon) betroffen. Die Erkrankung verläuft meist schubweise.

Was sind die Symptome?

Das wichtigste Symptom ist ein flüssiger bis wässriger Stuhl, der von krampfartigen Schmerzen, vor allem im rechten Unterbauch, begleitet wird. Die Durchfälle sind nur selten blutig, meist stellen sie sich morgens sowie nach dem Genuss von kalten Getränken oder Obst ein. Viele Patienten verlieren an Gewicht, fühlen sich müde und abgeschlagen. Nach langjährigem Krankheitsverlauf entwickeln sich Komplikationen – von

Abszessen über die Bildung von Fisteln bis hin zum Darmverschluss.

Wie kommt es dazu?

Die Ursachen sind nach wie vor ungeklärt. Einigkeit besteht lediglich darin, dass es sich um ein multifaktorielles Geschehen handelt, bei dem erbliche Veranlagung mit einer Störung des Immunsystems, der Einnahme von Antibiotika und Rheumamitteln, Rauchen, Stress, Infektionen oder Ernährungsfehlern – besonders der erhöhte Konsum von raffiniertem Zucker – kollidieren. Auch seelische Faktoren scheinen eine Rolle zu spielen.

Wann zum Arzt?

Bei Blut im Stuhl sofort zum Arzt!

Im akuten Stadium ist ärztliche Behandlung unabdingbar. Grundsätzlich sollte bei chronisch wiederkehrenden Durchfällen, Blut im Stuhl oder bei Verdacht auf eine chronisch-entzündliche Darmerkrankung der Arzt aufgesucht werden, um die Diagnose stellen und das Ausmaß der Erkrankung abschätzen zu können.

Was tue ich?

Es können nur die Symptome behandelt werden. Die Therapie verfolgt daher das Ziel, die Beschwerden zu lindern, die Intervalle zwischen den Krankheitsschüben zu verlängern, Komplikationen zu vermeiden und operative Eingriffe möglichst lang hinauszuschieben. Neben der medikamentösen Therapie mit antientzündlichen Präparaten (z.B. Kortison in der akuten Phase) ist eine ganzheitliche Begleitbehandlung sinnvoll.

ERNÄHRUNG: Nach einem akuten Schub muss die Kost quantitativ und qualitativ langsam wieder aufgebaut werden. Dies geschieht stufenweise. Begonnen wird mit fünf Mahlzeiten, die aus leicht verdaulichen, vorwiegend kohlenhydrathaltigen Lebensmitteln ohne Fett (Haferbrei, entfettete Brühen, Zwieback) bestehen. Das Ganze steigert sich auf sechs bis acht Mahlzeiten, die um Magerquark, gekochtes Fleisch, gedünstetes und püriertes Gemüse, Fisch und zum Schluss um Fetthaltiges ergänzt werden. Geeignete Getränke in allen Phasen sind Tees und stilles Was-

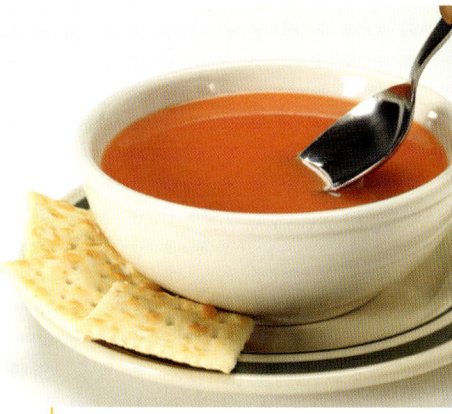

Nach einem Entzündungsschub mit leicht verdaulichen Speisen beginnen.

ser, später zusätzlich Obst- und Gemüsesäfte, die zur Hälfte mit stillem oder abgekochtem Wasser verdünnt werden. Zucker und unverträgliche Nahrungsmittel gilt es zu meiden.

KNEIPP-ANWENDUNGEN: Bei allen Entzündungen des Magen-Darm-Trakts eignen sich Packungen, die im Entzündungsstadium kalt und eventuell mit Lehm, im Zwischenstadium feuchtwarm und eventuell mit Heublumen aufgelegt werden. Vorab sind Sitzbäder mit Zinnkraut oder Eichenrinde hilfreich.

ENTSPANNUNG: In leichten Fällen genügt Autogenes Training oder Progressive Muskelentspannung nach Jacobson, um die „Seele im Darm" zu beruhigen. In schweren Fällen wird eine Psychotherapie empfohlen.

MIKROBIOLOGISCHE THERAPIE: Die Beteiligung der Darmflora bei chronisch-entzündlichen Darmerkrankungen gilt heute als gesichert. Entsprechend ist eine mikrobiologische Therapie (siehe Seite 34) sinnvoll. In mehreren Studien konnte gezeigt werden, dass die Einnahme nicht krank machender (apathogener) Kolibakterien (z.B. Mutaflor) das Entzündungsgeschehen hemmt.

NAHRUNGSERGÄNZUNGSMITTEL: Antientzündlich und verdauungsfördernd wirkende Enzyme (z.B. Wobenzym, Phlogenzym) helfen im akuten Stadium. Auch täglich mindestens 30 Milligramm Zink hemmen Entzündungen. Bei Resorptionsstörungen durch große Schleimhautdefekte und heftige Durchfälle können ergänzend Vitamine (besonders Vitamin C, gegebenenfalls Multivitaminpräparate wie Orthomol Vital) und Mineralien (Magnesium, Kalium, Eisen) gegeben werden.

Pflanzenheilkunde

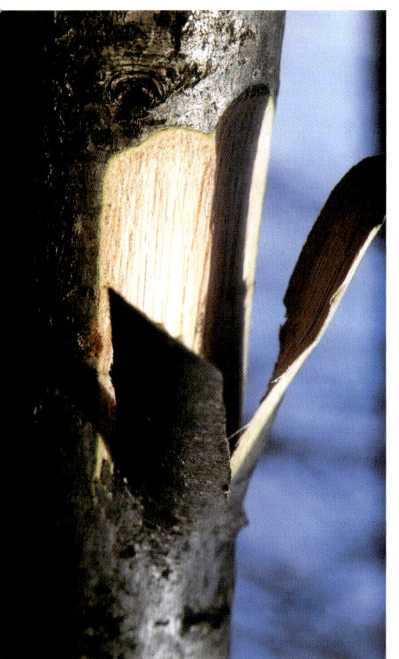

SCHACHTELHALM: Wird innerlich wegen seiner heilenden Wirkung bei Geschwüren und Entzündungen verwendet. Die Wirkung beruht auf einem hohen Gehalt an Kieselsäure.

Eine antientzündliche Teemischung besteht aus 15 Gramm Schachtelhalm und 15 Gramm Eichenrinde. Jeweils einen Teelöffel mit einer Tasse heißem Wasser übergießen, fünf bis zehn Minuten zugedeckt ziehen lassen, abseihen. Pro Tag zwei bis vier Tassen trinken.

Alternativ oder im Wechsel wirkt eine Mischung aus Kalmuswurzel und Kamilleblüten oder ein Heidelbeertee.

BLUTWURZ: Wirkt stark zusammenziehend (adstringierend), blutstillend, krampflösend und entgiftend. Bei Blutungen können ein- bis dreimal täglich je drei Tropfen Blutwurztinktur eingenommen werden.

Eichenrinde wirkt der Entzündung entgegen.

WEIHRAUCH: Neuere wissenschaftliche Studien haben ergeben, dass Weihrauch (Olibanum) ähnlich wirkt wie Kortison. Damit bietet sich vor allem in der Langzeitbehandlung eine pflanzliche Alternative.

KAMILLE, HAMAMELIS, BEINWELL: wirken antientzündlich und schleimhautheilend.

Weihrauch wirkt ähnlich entzündungshemmend wie Kortison

Homöopathie

ALOE D4/D6: Bei morgendlichen, dünnen Stühlen mit Blähungen und Schließmuskelschwäche.

ARGENTUM NITRICUM LM18: Drückende, brennende Bauchschmerzen, Blähungen, Aufstoßen, Abmagerung, Angst, Reizbarkeit, Verlangen nach Speisen, die nicht vertragen werden. Nahrung verbessert den Zustand.

ARSENICUM ALBUM LM18: Übel riechender, manchmal blutiger Stuhl, brennende Schmerzen, Erschöpfung, krampfartiger Bauchschmerz, Unruhe, Angst, starke Kälteempfindlichkeit.

BRYONIA D4/D6: Vorwiegend nachts wässrig-schleimige Entleerungen.

COLOCYNTHIS LM8: Beschwerden aufgrund von Kummer und Ärger, Besserung durch Zusammenkrümmen.

NATRIUM CHLORATUM D12/D30: Abmagerung trotz Heißhungers, wässriger Stuhl besonders morgens, viel Kummer, massiver Durst, Verlangen nach Salz.

SILICEA D12: Bei Fistelbildung.

TEREBINTHINA D12: Bei blutigem Stuhl.

KOMBINATIONSMITTEL: Je nach Ursache und Leitsymptom eignen sich Gallium-Heel zur Aktivierung der Abwehrkraft, Mercurius-Heel generell gegen Entzündung, Lymphomyosot gegen Schleimhautschwellungen, Cinnamomum-Homaccord bei Blutungsneigung, Veratrum-Homaccord bei Schwäche beziehungsweise Kollaps, Cruroheel bei Fistelbildung und -eiterung, Ignatia-Homaccord bei depressiver Verstimmung, Nux vomica-Homaccord bei Diätfehlern und Genussmittel-missbrauch.

Colitis ulcerosa

Diese chronisch-entzündliche Darmerkrankung gehört zu den schwersten Erkrankungen des Magen-Darm-Trakts. Sie geht vom Mastdarm aus und befällt vorzugsweise das letzte Drittel des Dickdarms (Colon) und den Enddarm (Rektum). Die Entzündungen können sich von hier auch auf den gesamten Dickdarm ausbreiten. Die Erkrankung verläuft meist schubweise: Einem akuten Stadium folgt meist innerhalb eines Jahres ein weiteres.

Was sind die Symptome?

Die wichtigsten Symptome sind blutig-schleimige Durchfälle und Schmerzen in der Mitte des Unterbauches, im Kreuzbein- oder Dickdarmbereich. Viele Patienten verlieren Gewicht, fühlen sich müde und abgeschlagen. Gravierende Komplikationen, die eine Operation erfordern können, sind eine Überdehnung des Darms (Megakolon), ein Darmdurchbruch, schwere Darmblutungen, Narben und Gewebeeinschnürungen im Dikkdarm (mögliche Folge: Darmverschluss).

Colitis-ulcerosa-Patienten sollten einmal jährlich zur Darmspiegelung

Nach einem Krankheitsverlauf von mehr als zehn Jahren erhöht sich das Risiko für Dickdarmkrebs auf zehn Prozent, nach 25 Jahren auf 40 Prozent. Aus dem Grund sollte einmal pro Jahr der Darm gespiegelt werden.

Wie kommt es dazu?

Die Ursachen sind nach wie vor ungeklärt. Einigkeit besteht lediglich darin, dass eine Vielzahl von Faktoren zusammenkommt. Erbliche Veranlagung kollidiert mit einer Störung des Immunsystems, mit Infektionen und Ernährungsfehlern – besonders mit erhöhtem Konsum von raffiniertem Zucker. Sofern seelische Faktoren eine Rolle spielen, dann in geringerem Umfang als beim Morbus Crohn (siehe Seite 107).

Die genauen Ursachen der Colitis ulcerosa sind nach wie vor unbekannt

Wann zum Arzt?

Im akuten Stadium ist ärztliche Behandlung unabdingbar. Grundsätzlich sollte bei chronisch wiederkehrenden Durchfällen, Blut im Stuhl oder bei Verdacht auf eine chronisch-entzündliche Darmerkrankung der Arzt aufgesucht werden, um die Diagnose stellen und das Ausmaß der Erkrankung abschätzen zu können.

Was tue ich?

Es können nur die Symptome behandelt werden. Die Therapie verfolgt daher das Ziel, die Beschwerden zu lindern, die Intervalle zwischen den Krankheitsschüben zu verlängern, Komplikationen zu vermeiden und Operationen möglichst lang hinauszuschieben. Neben der medikamentösen Therapie mit Kortison oder Salizylaten ist eine ganzheitliche Begleitbehandlung sinnvoll. Salizylate sind bestimmte Salze der Salizylsäure, die Fieber senken, Schmerzen stillen, Entzündungen hemmen.

ERNÄHRUNG: Im akuten Stadium kann es nötig sein, einige Tage lang mit Gemüsebrühe und Tee zu fasten und anschließend langsam mit ballaststoffarmer Nahrung wieder aufzu-

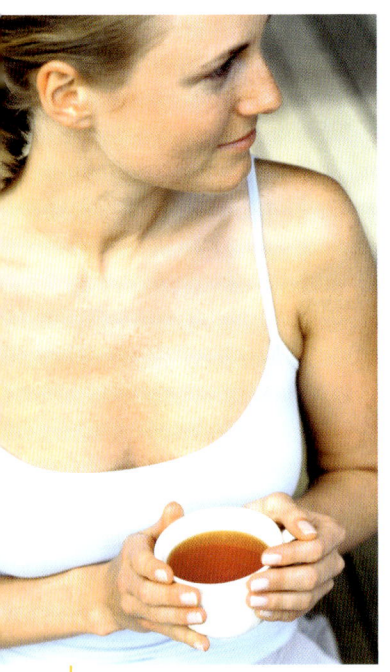

Während eines Schubes kann Fasten mit Tee und Gemüsebrühe sinnvoll sein.

bauen. Auch hier steht wieder die Bekömmlichkeit vor der Natürlichkeit. Das heißt: Gedünstete oder gegebenenfalls gekochte Nahrung ist roher Kost vorzuziehen, wenn diese zu Blähungen führt. Auch die Einhaltung der Essregeln und vor allem des gründlichen Kauens sind sehr wichtig.

KNEIPP-ANWENDUNGEN: Im akuten Stadium helfen kalte Leibwickel, eventuell mit Lehm, ein- bis zweimal täglich. Im Zwischenstadium sind warme oder ansteigende Sitzbäder mit Eichenrinde oder Zinnkraut, zweimal wöchentlich, angezeigt, eventuell mit anschließendem Leibwickel. Auch feuchtwarme Packungen mit Heublumen können aufgelegt werden.

ENTSPANNUNG: Über eine begleitende Psychotherapie sollte nachgedacht werden. Auch Progressive Muskelentspannung nach Jacobson kann hilfreich sein.

MIKROBIOLOGISCHE THERAPIE: Die Beteiligung der Darmflora bei chronisch-entzündlichen Darmerkrankungen gilt heute als gesichert. Entsprechend ist eine mikrobiologische Therapie (siehe Seite 34) sinnvoll. In Studien wurde gezeigt, dass die Einnahme nicht krank machender (apathogener) Kolibakterien, wie sie zum Beispiel in Mutaflor enthalten sind, das Entzündungsgeschehen hemmt.

Pflanzenheilkunde

Die Empfehlungen entsprechen denen für Morbus Crohn (siehe Seite 107).

Homöopathie

Je nach individueller Reaktion kommen alle Mittel in Betracht, die auch für Morbus Crohn geeignet sind (siehe Seite 107).

KOMBINATIONSMITTEL: Je nach Ursache und Leitsymptom eignen sich Gallium-Heel zur Aktivierung der Abwehrkraft, Mercurius-Heel generell gegen Entzündung, Lymphomyosot gegen Schleimhautschwellungen, Cinnamomum-Homaccord bei Blutungsneigung, Veratrum-Homaccord bei Schwäche oder Kollaps, Cruroheel bei Fistelbildung oder -eiterung, Ignatia-Homaccord bei depressiver Verstimmung, Nux vomica-Homaccord bei Diätfehlern.

Darmpilze

Ist auch der Stellenwert von Darmpilzerkrankungen nach wie vor umstritten, so deutet doch immer mehr auf die Bedeutung und die Wichtigkeit der Behandlung hin. Aber nicht jeder Pilz im Darm ist gefährlich. Der häufigste Pilz, der sich auch in jedem gesunden Darm befindet und nur bei Störungen der gesunden Darmflora die Darmschleimhäute massenhaft besiedeln und schädigen kann, ist Candida albicans. Er gehört zur Gruppe der Hefepilze und kann sogar die Darmwand durchdringen und in Blut- und Lymphbahnen wandern.

Was sind die Symptome?

Symptome, die auf eine Darmpilzinfektion hinweisen können, sind weiche klebrige Stühle, der Wechsel zwischen Verstopfung und Durchfall, Blähungen besonders nach dem Essen.

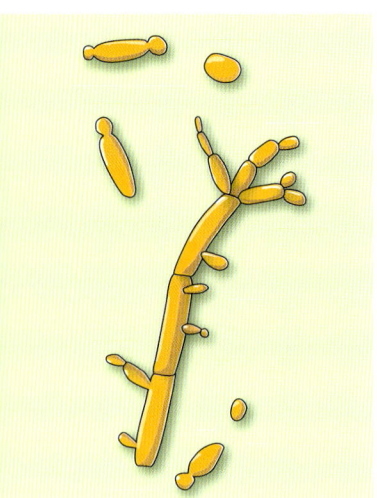

Candida albicans, häufigster Parasit auf Haut und Schleimhäuten.

Signale wie Heißhungerattacken auf Süßes, Unverträglichkeit von Alkohol, Abgeschlagenheit, Reizbarkeit, Hautausschläge und Allergien können ein Hinweis sein.

Wie kommt es dazu?

Nur bei Menschen mit Abwehrschwächen und Immundefekten können sich Pilze im Darm vermehren. Es kann eine behandlungsbedürftige Pilzerkrankung (Mykose) mit Infektionen an den Schleimhäuten des Magen-Darm-Trakts auftreten. Abwehrschwächend wirken zum Beispiel Antibiotika- oder Chemotherapien, Ernährungsfehler – vor allem ein Übermaß an Weißmehlprodukten und Süßigkeiten, denn Pilze lieben Süßes. Auch massiver Psychostress und Schlafmangel können die Auslöser sein.

Alkohol und Nikotin oder negative Umwelteinflüsse wie Schwermetallbelastungen können eine Pilzinfektion ebenfalls begünstigen.

Wann zum Arzt?

Patienten mit besonderen Erkrankungen plus den beschriebenen Beschwerden sollten, um eine Darmmykose ausschließen beziehungsweise behandeln zu können, den Arzt aufsuchen.

Was tue ich?

Wichtigste Maßnahme ist das Abstellen der auslösenden beziehungsweise begünstigenden Faktoren durch Neuordnung der

Ernährungsweise, regelmäßige Bewegung und Entspannungspausen. Nur dann kann eine Pilzbehandlung und die Regeneration der Darmflora Erfolg haben.

ERNÄHRUNG: Hauptaugenmerk sollte auf eine Umstellung der Ernährung gelegt werden. Sofern keine besonderen Erkrankungen bestehen, wird eine vollwertige, an Pflanzenfasern und Ballaststoffen reiche Kost mit wenig Fett und so gut wie keinen Zucker empfohlen (siehe Seite 14). Süßigkeiten, Kuchen oder Gebäck sollten etwa sechs Monate lang ganz gemieden werden.

NAHRUNGSERGÄNZUNGSMITTEL: Begleitend eignen sich Selen und Zink, da sie einerseits die Abwehrkräfte des Körpers gegen die Pilze stimulieren und andererseits einer Belastung durch Schwermetalle entgegenwirken.

HYGIENE: Zu den wichtigsten hygienischen Maßnahmen gehört der häufige Wechsel von Bettwäsche und Handtüchern. Die Unterwäsche besteht aus luftdurchlässiger Baumwolle, wird täglich gewechselt und wie die Bettwäsche und Handtücher auf 90 Grad gewaschen. Gründliche Zahnpflege ist ein Muss, das gilt besonders für Prothesenträger, da sich unter dem Zahnersatz Pilzherde etablieren können. Zahnbürsten werden während der Behandlung am Besten alle 14 Tage gewechselt.

MIKROBIOLOGISCHE THERAPIE: Im Anschluss an eine antimykotische Behandlung (z.B. mit Myrrhinil-Intest oder Nystatin) erhält der Darm zur dauerhaften Regulierung der Darmflora eine Mikrobiologische Therapie zum Beispiel mit einem Präparat aus dem Hefepilz Saccharomyces boulardii

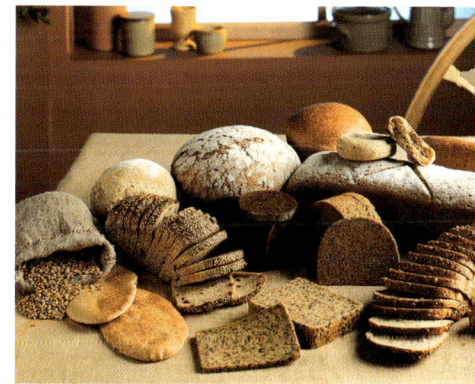

Entscheiden Sie sich für eine vollwertige Ernährung.

(Perenterol) oder mit anderen Präparaten aus physiologischen Darmkeimen wie Lactobacillus bifidus oder Lactobacillus acidophilus (siehe Seite 49).

AMALGAM-ENTFERNUNG: Es gibt mehrere Hinweise, dass Darmpilze im Zusammenhang mit Schwermetallbelastungen auftreten. Als wichtige Quelle wird das Zahnfüllungsmaterial Amalgam diskutiert. Gegebenenfalls bietet sich die Entfernung alter Amalgamfüllungen an.

Pflanzenheilkunde

Folgende Heilpflanzen werden unterstützend angewendet.

KAMILLEBLÜTEN, ZINNKRAUT: Reduzieren ähnlich wie Heilerde die Säurebildung und fördern die Heilung von Schleimhautdefekten.

SALBEIBLÄTTER: Enthalten ein ätherisches Öl, das reich an dem Inhaltsstoff Thujon ist. Thujon hemmt unter anderem das Wachstum von Pilzen. Innerlich eingenommen helfen Salbeizubereitungen gegen Verdauungsbeschwerden.

QUELLSTOFFE: Es gibt eine Reihe von Quellstoffen, mit denen sich der Speiseplan darmfreundlich anreichern lässt und die ähnlich wie Ballaststoffe den Darminhalt vergrößern. Dazu gehören Leinsamen, Weizenkleie und indischer Flohsamen, sie verbessern die Entwicklungsmöglichkeiten „guter" Bakterien und wirken somit Pilzen entgegen. Quellstoffe müssen mit viel Flüssigkeit eingenommen werden, da sie sich um das Zigfache ausdehnen und nicht verklumpen dürfen.

Homöopathie

Mit homöopathischen Mitteln lassen sich keine Pilze abtöten. Ziel der Therapie ist vielmehr die Regeneration der Darmschleimhaut und die Aktivierung der Selbstheilungskräfte. Hilfreich sind folgende Mittel:

ARGENTUM NITRICUM D12: In Verbindung mit drückendem, brennendem Magenschmerz, Aufstoßen, Gähnzwang, Angst, Reizbarkeit, Abmagerung, Besserung durch Essen und dem Verlangen nach Speisen, die nicht vertagen werden.

CARBO VEGETABILIS D6/D30: In Verbindung mit Erschöpfung, Schwäche, Unverträglichkeit vieler Nahrungsmittel und einem brennenden Schmerz, Verschlechterung eine halbe Stunde nach dem Essen.

MAGNESIUM CARBONICUM D6: In Verbindung mit chronischen Magen-Darm-Katarrhen, Krampfneigung, Übererregbarkeit, Misslaunigkeit und Widerwille gegen Fleisch und Milch.

NUX VOMICA D4: In Verbindung mit belegter Zunge, Magendruck, Reizbarkeit, Verlangen nach Genussgiften wie Alkohol und Nikotin, Koliken.

TUBERCULINUM D200: Zu Beginn der Behandlung einmal, anschließend einen Monat lang drei mal täglich Borax D3 (eine Tablette).

KOMBINATIONSMITTEL: Unterstützend wirken Galium-Heel zur Anregung der Immunabwehr, Hepeel zur Entgiftung der Leber, Leptandra compositum zur Regeneration von Leber und Bauchspeicheldrüse, Chelidonium-Homaccord zur Anregung der Galle, Nux vomica-Homaccord bei Funktionsstörungen im Magen-Darm-Trakt, Podophyllum compositum bei Katarrhen des Dickdarms, Traumeel bei entzündlichen Schleimhautveränderungen.

3 | Glossar

Anamnese: Krankengeschichte eines Patienten, einschließlich der Erkrankungen von Familienangehörigen.

Antihomotoxische Therapie: Eine besondere Form der Komplexmittel-Homöopathie, die davon ausgeht, dass der Mensch (homo sapiens) dann erkrankt, wenn zu viele Giftstoffe (Toxine) den Körper überschwemmen oder nicht ausgeschieden werden können. Entsprechende Komplexmittel versuchen hier, die Selbstheilungskräfte zu fördern und Gifte vor allem aus dem Bindegewebe auszuleiten.

Ballaststoffe: Sind die natürlichen, im allgemeinen unverdaulichen Bestandteile der Lebensmittel. Beispiel: Zellulose.

Darmperistaltik: Bewegungen des Darms.

Dyspepsie: Verdauungsstörung durch eine Funktionsstörung der Verdauungssäfte.

Enterales Nervensystem: Darmnervensystem, auch „zweites Gehirn im Darm" genannt.

Extrazellularraum: Die Gesamtkörperflüssigkeit ist in verschiedene Räume unterteilt. Es gibt das Flüssigkeitsvolumen in einer Zelle im intrazellulären Raum (enthält etwa ein Drittel der Gesamtkörperflüssigkeit) und das Flüssigkeitsvolumen außerhalb einer Zelle im extrazellulären Raum (enthält etwa zwei Drittel der Gesamtkörperflüssigkeit).

Fibrom: Gutartige, meist rundlich-kugelige Geschwulste aus faser- oder zellreichem Bindegewebe.

Flatulenz: Abgehende Blähungsgase.

Fuselalkohol: Stoffwechselgift, das durch Gärung von Kohlenhydraten im Darm entsteht.

Globuli: Homöopathische Arzneimittelkügelchen.

Glukose: Zucker. Spielt eine wichtige Rolle als Energielieferant bei intensiver körperlicher Belastung.

Glykogen: Stärke. Speicherform der Glukose in der Leber und Muskulatur.

Helicobacter pylori: Äußerst bewegliches und anpassungsfähiges Bakterium. Es überlebt problemlos in der Magenschleimhaut. Übertragen wird der Erreger durch engen Kontakt zu anderen Menschen. So geben Eltern, die selbst infiziert sind, das Bakterium über den Speichel an ihre Kinder weiter, z.B. über einen abgeleckten Schnuller. Daher erfolgt eine Infektion oft bereits im Kleinkindalter. Helicobacter nistet sich ungestört in der Schleimhaut des Magens ein, regt dort unter besonderen Umständen die Produktion von Magensäure an und bildet Gifte, die die Magenschleimhaut direkt angreifen.

Homotoxikologie: Lehre von den für den Menschen giftigen und unverträglichen Stoffen und deren biologischer Beseitigung.

Humoralpathologie: Lehre von den Säften des Körpers, bei deren Veränderung es zu Erkrankungen kommt, die wiederum durch Reinigung der Säfte geheilt werden können. Geht auf Hippokrates zurück und hat moderne Entsprechungen in der Homotoxikologie.

Hungerschmerz: Sofort-, Spät- oder Nüchternschmerz im Zusammenhang mit der Nahrungsaufnahme.

Kohlenhydrate: Hauptenergielieferanten des Körpers. Grundsätzlich unterteilt man sie in Einfachzucker, Doppelzucker und Vielfachzucker. Besonders wertvoll sind Zucker aus Getreide, Gemüse und Obst.

Lipom: Fettgewebsgeschwulst.

Lymphsystem: Gefäßsystem, das Wasser, Fette, Eiweiß, abgestorbene Zellen und Zellreste, Fremdkörper und andere Krankheitserreger aus dem Zwischenzellraum aufnimmt und entsorgt.

Mesenchym: Bindegewebe.

Meteorismus: Blähungen.

Mikrobiologische Therapie: Einnahme von lebenden oder abgetöteten Darmbakterien oder deren Bestandteile zur Regeneration der Darmschleimhäute und des Immunsystems (=Symbioselenkung).

Parasympathikus: Teil des vegetativen Nervensystems, das durch Entspannung aktiviert wird, das den Puls und Blutdruck senkt und die Verdauung fördert.

Pathologie: Lehre von den krankhaften Veränderungen im menschlichen Organismus, insbesondere von den Ursachen (Ätiologie), deren Entstehung und Entwicklung (Pathogenese) und deren funktionellen Veränderungen (Pathophysiologie).

Physiologie: Lehre von den normalen Lebensvorgängen.

Prävention/Prophylaxe: Vermeidung einer Erkrankung durch gezielte Vorbeugung.

Ptyalin: Verdauungsferment im Speichel.

Resorption: Aufnahme von Nährstoffen im Magen-Darm-Trakt im Anschluss an die Verdauung.

Säure-Basen-Haushalt: Gleichgewicht von Säuren (z.B. für die Verdauung) und Basen (bestimmte Mineralien wie Kalzium, Natrium). Der Säure-Basen-Haushalt ist für den Stoffwechsel, die Struktur des Bindegewebes, die Festigkeit der Knochen und die Aktivität der Zellen von Bedeutung. Das Gleichgewicht ist messbar: pH-Werte von 1 bis 14 geben an, wie sauer oder basisch/alkalisch Blut und Urin sind. Bei 7 ist der Punkt der Neutralität. Alle Werte darüber sind basisch, alle darunter sauer.

Symbioselenkung: Mikrobiologische Therapie.

Symphatikus: Teil des vegetativen Nervensystems, das durch Stress aktiviert wird, Pulsschlag und Blutdruck erhöht und die Verdauung hemmt.

Toxin: Gift.

Vegetatives Nervensystem: Nicht willentlich beeinflussbares Nervensystem, das Funktionen wie Verdauung, Herzschlag, Blutdruck, Schwitzen steuert.

4 | Literatur

Carstens, V. *Bewährte Naturheilverfahren.*
Schriftenreihe von Natur und Medizin e.V., Bonn 2000

Porcher-Spark A. *Moderne Homöopathie für kleine Patienten.*
Aurelia-Verlag, Baden-Baden 2002

Rauch E. *Die Darmreinigung nach Dr. med. F.X. Mayr.*
Karl F. Haug, Stuttgart 2002

Rauch E., Mayr P. *Milde Ableitungsdiät.*
Karl F. Haug, Heidelberg 2001

Ammerschläger, H. *Stoffwechsel o.k. – Gesundheit o.k.*
Aurelia-Verlag, Baden-Baden, 2002

5 | Adressen

CED-Hilfe e.V.
Hilfe bei chronisch entzündlichen Darmerkrankungen
Fuhlsbüttler Straße 401, 22309 Hamburg
Tel.: 0 40 / 63 23 74 0, Fax: 0 40 / 63 70 89 94
www.ced-hilfe.de

Deutsche Gesellschaft für Ernährung e.V. (DGE)
Godesberger Allee 18, 53175 Bonn
Tel.: 02 28 / 377 66 00, Fax: 02 28 / 377 68 00
www.dge.de

Deutsche Gesellschaft zur Bekämpfung von
Fettstoffwechselstörungen e.V.
Waldklausenweg 20, 81377 München
Tel.: 089 / 719 10 01, Fax: 089 / 714 26 87
www.lipid-liga.de

Gastro-Liga e.V.
Friedrich-List-Straße 13, 35398 Gießen
Tel.: 06 41 / 974 81 – 0, Fax: 0641 / 974 81 – 18
www.gastro-liga.de

Deutsche Gesellschaft für Verdauungs-
und Stoffwechselkrankheiten (DGVS)
c/o Klinik Föhrenkamp
Frau H. Zubert
Birkenweg 24, 23879 Mölln
Tel.: 0 45 42 / 84 36 91, Fax: 0 45 42 / 84 36 92
www.dgvs.de

Internationale Gesellschaft der F.X. Mayr-Ärzte
Golfstraße 2, A-9082 Maria Wörth
Tel.: 00 43 / 4273 / 25 11 44, Fax: 00 43 / 42 73 / 25 11 72
www.fxmayr.com

Sachwortverzeichnis

Bibliografische Information
Der Deutschen Bibliothek
Die Deutsche Bibliothek verzeichnet diese Publikation in der Deutschen Nationalbibliografie; detaillierte bibliografische Daten sind im Internet über http://dnb.ddb.de abrufbar.

Bitte beachten:

Jeder Benutzer ist angehalten, durch sorgfältige Prüfung der Beipackzettel der verwendeten Präparate und gegebenenfalls nach Rücksprache mit dem Arzt oder Apotheker festzustellen, ob die dort angegebenen Informationen zu Dosierung und Kontraindikationen gegenüber den Angaben in diesem Buch abweichen. Eine Haftung des Autors oder des Verlages und seiner Beauftragten für Personen-, Sach- und Vermögensschäden ist ausgeschlossen. Zu beachten sind die Hinweise im Text, die auf die Notwendigkeit ärztlicher Untersuchung und Behandlung aufmerksam machen.

Geschützte Warenzeichen sind nicht besonders kenntlich gemacht. Aus dem Fehlen eines solchen Hinweises kann also nicht geschlossen werden, dass es sich um einen freien Warennamen handelt.

Alle Rechte vorbehalten. Nachdruck, auch auszugsweise, sowie Verbreitung durch Film, Funk, Fernsehen und Internet, durch fotomechanische Wiedergabe, Tonträger und Datenverarbeitungssysteme jeder Art nur mit schriftlicher Genehmigung des Verlages.

Fotos: Botanik-Bildarchiv Laux, Biberach (Cover: kleines Bid, 28, 30, 62, 66, 75, 105, 110), 3K Agentur für Kommunikation, Frankfurt (68); Gündling, Bad Camberg (103, 104); Staatsbad Wildbad GmbH, Bad Wildbad (23)
Zeichnungen: Didier Eberlé, Haguenau/Frankreich (15, 42, 51, 55, 64, 74, 77, 100); Georg Herrmann, Baden-Baden (7, 9, 52, 88, 116)

1. Auflage 2003
ISBN 3-936676-03-8
© 2003 Aurelia-Verlag GmbH
Bahnackerstraße 16,
76532 Baden-Baden
info@aurelia-verlag.de
www.aurelia-verlag.de

Umschlaggestaltung und
Grundlayout:
Atelier Reichert, Stuttgart
Lektorat: Frauke Bahle
Gestaltung und Satz:
WS-Linke/CPA, Karlsruhe
Druck: Konkordia, Bühl
Printed in Germany

Bleiben Sie doch lieber gesund!

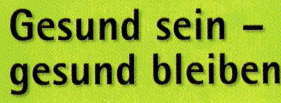

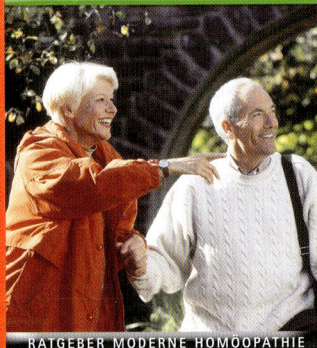

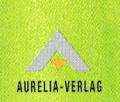

Aktiv und gesund bis ins hohe Alter – wer will das nicht! Mit Naturheilkunde, einfachen Maßnahmen zur Vorbeugung und der richtigen Lebenseinstellung bleiben Sie fit ein Leben lang.

1. Auflage 2002, 136 Seiten, 14,8 x 21 cm, broschiert, ISBN 3-922907-89-X, € 12,90

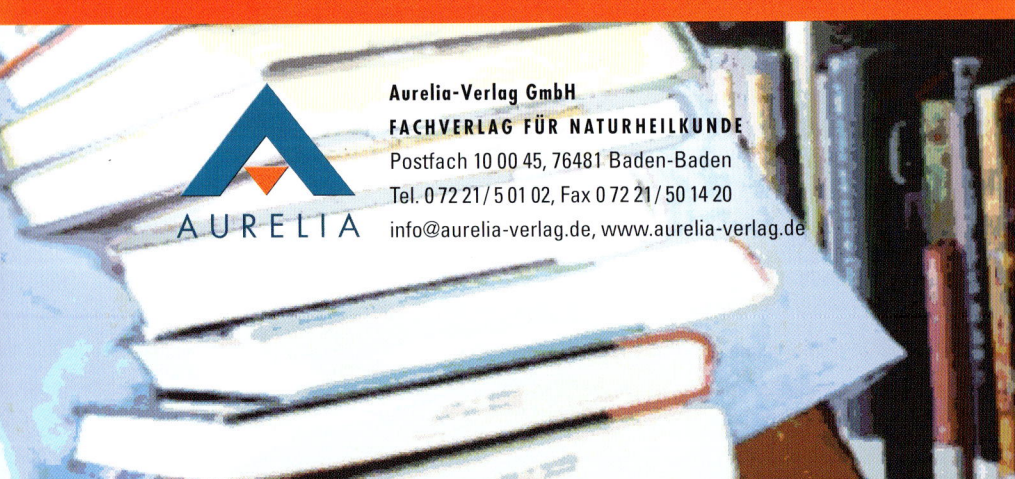

Aurelia-Verlag GmbH
FACHVERLAG FÜR NATURHEILKUNDE
Postfach 10 00 45, 76481 Baden-Baden
Tel. 0 72 21 / 5 01 02, Fax 0 72 21 / 50 14 20
info@aurelia-verlag.de, www.aurelia-verlag.de